甲状旁腺手术图谱

Atlas of Parathyroid Surgery

主　编　Alexander Shifrin

主　审　关海霞　石　宇

主　译　韦　伟　李　朋

副主译　朱丽璋　苏　曦

译　者　韦　伟　李　朋　朱丽璋　苏　曦　韩　彬
　　　　王东来　梁青壮　贾　浩　刘　鹏　曹思旸

点　评（按汉语拼音排序）
　　　　陈　光　陈　曦　代文杰　樊友本　贺青卿
　　　　李兴睿　李志辉　刘新杰　鲁　瑶　王　勇
　　　　吴国洋　徐　波　章德广

人民卫生出版社

·北京·

First published in English under the title
Atlas of Parathyroid Surgery edited by Alexander Shifrin
Copyright © Springer Nature Switzerland AG 2020
This edition has been translated and published under licence from Springer Nature Switzerland AG

图书在版编目（CIP）数据

甲状旁腺手术图谱 /（美）亚历山大·希夫林
（Alexander Shifrin）主编；韦伟，李朋主译 . —北京：
人民卫生出版社，2022.9
　　ISBN 978-7-117-33369-6

　　Ⅰ. ①甲…　Ⅱ. ①亚…　②韦…　③李…　Ⅲ. ①甲状旁
腺疾病–外科手术–图谱　Ⅳ. ①R653-64

中国版本图书馆 CIP 数据核字（2022）第 128286 号

| 人卫智网 | www.ipmph.com | 医学教育、学术、考试、健康，购书智慧智能综合服务平台 |
| 人卫官网 | www.pmph.com | 人卫官方资讯发布平台 |

图字：01-2021-4631 号

甲状旁腺手术图谱
Jiazhuangpangxian Shoushu Tupu

主　　译：韦　伟　李　朋
出版发行：人民卫生出版社（中继线 010-59780011）
地　　址：北京市朝阳区潘家园南里 19 号
邮　　编：100021
E - mail：pmph @ pmph.com
购书热线：010-59787592　　010-59787584　　010-65264830
印　　刷：廊坊一二〇六印刷厂
经　　销：新华书店
开　　本：889×1194　1/16　　印张：10
字　　数：211 千字
版　　次：2022 年 9 月第 1 版
印　　次：2022 年 10 月第 1 次印刷
标准书号：ISBN 978-7-117-33369-6
定　　价：129.00 元

打击盗版举报电话：010-59787491　　E-mail：WQ @ pmph.com
质量问题联系电话：010-59787234　　E-mail：zhiliang @ pmph.com
数字融合服务电话：4001118166　　E-mail：zengzhi @ pmph.com

编译委员会名单

主　编　Alexander Shifrin

主　审　关海霞　广东省人民医院

　　　　石　宇　北京大学深圳医院

主　译　韦　伟　北京大学深圳医院

　　　　李　朋　北京大学深圳医院

副主译　朱丽璋　北京大学深圳医院

　　　　苏　曦　北京大学深圳医院

译　者　韦　伟　北京大学深圳医院

　　　　李　朋　北京大学深圳医院

　　　　朱丽璋　北京大学深圳医院

　　　　苏　曦　北京大学深圳医院

　　　　韩　彬　北京大学深圳医院

　　　　王东来　北京大学深圳医院

　　　　梁青壮　北京大学深圳医院

　　　　贾　浩　北京大学深圳医院

　　　　刘　鹏　北京大学深圳医院

　　　　曹思旸　北京大学深圳医院

点　评　（按汉语拼音排序）

　　　　陈　光　吉林大学第一医院

　　　　陈　曦　上海交通大学医学院附属瑞金医院

　　　　代文杰　哈尔滨医科大学附属第一医院

　　　　樊友本　上海市第六人民医院

　　　　贺青卿　中国人民解放军联勤保障部队第九六〇医院

李兴睿　华中科技大学同济医学院附属同济医院

李志辉　四川大学华西医院

刘新杰　深圳市人民医院

鲁　瑶　北京中日友好医院

王　勇　浙江大学医学院附属第二医院

吴国洋　厦门大学附属中山医院

徐　波　广州市第一人民医院

章德广　浙江大学医学院附属邵逸夫医院

献　辞

　　为了纪念我的父亲列昂尼德·希夫林,血栓弹性成像的发明者,以及我的叔叔瓦迪姆·希夫林,儿科医生。

　　致敬我的母亲玛格丽塔·希夫里娜,感谢她的爱和无尽的支持。

　　致我亲爱的孩子们迈克尔、丹尼尔、本杰明、茱莉亚、克里斯蒂安和利亚姆,他们一直在努力诠释生命中最重要的是什么。

　　感谢我一生的挚爱斯维特拉纳·克拉斯诺娃,感谢她对我的爱、耐心和鼓励。

作者为中文版序

我很高兴地获悉人民卫生出版社有兴趣出版《甲状旁腺手术图谱》的中文版本，并将其介绍给我们的中国同行们。

原发性甲状旁腺功能亢进症在中国曾被认为是一种罕见疾病。在过去的二十年中，它的发病特点已从具有严重症状的典型病例转变为无症状的早期病例为主。这些变化可源于许多因素，包括医患对该疾病认识的提高和症状学自身的转变。由于中国人口众多，原发性甲状旁腺功能亢进症病例的绝对数量也较多，因此中国的内分泌外科医生对描述不同甲状旁腺切除术术式的专题图书有着很现实的需求。《甲状旁腺手术图谱》的重点放在介绍不同的微创甲状旁腺手术方式上。

希望《甲状旁腺手术图谱》能在中国国内顺利出版，为所有内分泌外科医师治疗甲状旁腺疾病提供有益的指导和参考。

亚历山大·希夫林，医学博士

Preface to the Chinese version of *Atlas of Parathyroid Surgery*

I am pleased to hear that the People's Medical Publishing House is interested in translating the Atlas of Parathyroid Surgery and introducing it to our colleagues in China.

Once considered a rare disease in China, primary hyperparathyroidism (PHPT) over the last two decades has shifted from its classic form with severe symptoms to asymptomatic type of PHPT. These changes can be attributed to many factors including increased awareness of the disease and the shift in symptomatology. Due to the large population and high prevalence of PHPT in China, it became more apparent that surgeons in China have a high demand for a specialized atlas that will describe different techniques for preforming a parathyroidectomy. Significant emphasis of the Atlas was placed on presenting different minimally invasive techniques of removing the parathyroid glands.

My hope is that the Atlas of Parathyroid Surgery will be published in China and provide useful guidance and reference in the treatment of parathyroid diseases for all endocrine surgeons.

Alexander Shifrin, MD

中文版前言

中国人口众多,甲状旁腺疾病一度被认定为少见病和罕见病。但随着专科医生对该疾病的重视和民众健康意识的增强,有越来越多的甲状旁腺疾病被发现、被诊断,这些患者在全国各级医疗机构的不同专科接受诊治,手术方案多种多样。这带来以下几个问题:①许多医生认为术前影像学定位是必需的,如果结果阴性,就没有信心做双侧颈部探查术;②许多医生常规使用甲状腺手术的切口去切除甲状旁腺肿瘤,小切口和微创手术切除甲状旁腺肿瘤的比例不高;③一些医生常规采用小切口和微创手术切除甲状旁腺肿瘤,但并没有条件行术中 PTH 监测,所以可能遗漏了一些多腺体病变的病例;④对于相对更罕见的甲状旁腺疾病(例如甲状旁腺癌和多发内分泌腺瘤 -1 型)的诊疗方案不够合理。

手术是治疗原发性甲状旁腺功能亢进症的首选方法,也是可能完全治愈该疾病的唯一手段。虽然传统的双侧颈部探查仍然是治疗原发性甲状旁腺功能亢进症的标准术式,但近 30 年来,原发性甲状旁腺功能亢进症的手术方式已发生了一些改变,例如大部分病例可以采取小切口的手术方式,在获得治愈的同时,兼顾了微创和美容;随着腔镜手术的蓬勃发展,一些病例可以采取腔镜的手术方式,可以实现颈部完全无瘢痕。遗憾的是,目前国内缺乏以甲状旁腺功能亢进症手术为主题的专业书籍。

本书包括 13 章,完整介绍了治疗原发性甲状旁腺功能亢进症的所有手术方式,包括:传统的双侧颈部探查术、小切口手术、腔镜手术和复发病例的手术方法等。我们认为本书具有以下特点:①专注于甲状旁腺功能亢进的手术方法,内容丰富全面;②配有大量精美的彩图,可读性强;③包含了具有丰富临床经验的内分泌外科专家的临床经验和个人心得体会;④文字内容多从具体临床病例入手,不但详细描述了手术方式,而且完整展示了诊疗的全过程。所以我们组织人员将本书翻译成中文在国内公开发行,并邀请国内知名专家为每一章的内容进行了述评。在此由衷感谢每位专家的辛勤付出和支持。希望本书对内分泌外科医生和相关专业人员有所帮助。由于我们专业水平和英文水平有限,错漏之处在所难免,请广大读者和同行批评指正。

广东省人民医院内分泌科　关海霞

北京大学深圳医院甲状腺乳腺外科　韦　伟

英文版前言

原发性甲状旁腺功能亢进症的治疗,包括切除异常肿大的单个甲状旁腺或多个腺体,使甲状旁腺激素恢复正常并维持血钙在正常范围。探查四枚甲状旁腺仍然是甲状旁腺手术的金标准,但是鉴于约 85% 的原发性甲状旁腺功能亢进症患者的病因是单侧单发甲状旁腺腺瘤,微创、定向并更有针对性的单个甲状旁腺(腺瘤)切除,现已成为治疗原发性甲状旁腺功能亢进症的普遍术式。多种影像学检查方法已被用于定位甲状旁腺腺瘤并协助微创甲状旁腺手术。尽管如此,约翰·多普曼于 1986 年发表的经典声明在目前仍然十分适用:"对于未经治疗的原发性甲状旁腺功能亢进症患者,经验丰富的甲状旁腺外科医生对病灶的定位是最有价值的定位手段。"

《甲状旁腺手术图谱》旨在通过图文并茂的形式来阐述甲状旁腺切除术不同术式所需要使用的各种技术。完备的解剖学知识和精准的手术技巧仍然是高质量手术的基础。本图谱由美国内分泌外科医生协会中著名的内分泌外科医生和该领域的专家撰写,他们不仅参与教学和出版,而且熟练掌握了这些外科技术并推进其现代化,促使其可以更加完美地应用。该图谱介绍了甲状旁腺切除术中传统的双侧颈部探查术以及各种微创手术方法,包括开放式微创手术、腔镜辅助微创手术、后入路手术、经口腔前庭入路腔镜甲状旁腺切除术(TOEPVA)和腔镜下侧入路甲状旁腺切除术。本书也通过示意图详细描述了左右甲状旁腺和上下甲状旁腺切除的步骤。每一章起始部分都由一个病例作为引导,用于反映本章讲述的主要内容。每张术中图片都附有相应的图注和图释,便于了解相应的解剖结构和手术步骤。本图谱也指出了一些手术中容易出现的问题,从而避免并发症的发生并改善患者的术后体验。

　　我们希望该图谱能够为所有刚刚开始职业生涯或处于手术技术进阶阶段以及正在学习新的甲状旁腺切除术方法的外科医生提供不可或缺的知识来源。

亚历山大·希夫林　博士

美国新泽西州海王星泽西海岸大学医学中心外科

致　谢

本书覆盖了各种甲状旁腺手术的术式,其顺利完成依赖于一个团队的付出,团队的每一个成员的支持与热情是本书能完成的关键。正是在那些信任我并愿意为本书付出时间及努力的同行帮助下,本书才得以顺利完成。在此,特别感谢:Janice Pasieka、David Terris、Ralph Tufano、Marco Raffaelli、Maurizio Iacobone、Denise Carneiro-Pla、Sally Carty、James Lee、Mauricio Sierra-Salazar、Michael Meckel 和 Haggi Mazeh,没有他们,就不会有这本图谱。

特别感谢我的老师们:William Inabnet, MD;John Chabot, MD;Ali Bairov, MD;Steven Raper, MD 和 Jerome Vernick, MD。他们将自己毕生的时间和努力奉献给外科学,指导我成为优秀的外科医生,并激励我编写这本图谱。

特别感谢我的同事们:Svetlana L.Krasnova、Tara Corrigan、George Kunak、Pedro Garcia 和 Gina Soler。他们花费无数时间完成这些外科手术,并收集数据,将这构成本书的片段和章节整合在一起。

特别感谢在斯普林格集团中为图谱绘图的画家,以及给予我信任的Richard Hruska 执行编辑和 Lee Klein 高级编辑,感谢他们为此书的付出和奉献。

最后,感谢斯普林格集团的全体工作人员。当我在最初计划出版此书时,他们均给予我很大的支持,并且保持热情直至此书完成。

作者名单

Rocco Bellantone, MD UOC Chirurgia Endocrina e Metabolica, Fondazione Policlinico Universitario Agostino Gemelli IRCCS, Università Cattolica del Sacro Cuore, Rome, Italy

Denise Carneiro-Pla, MD, FACS Division of Oncologic and Endocrine Surgery, Department of Surgery at the Medical University of South Carolina, Charleston, SC, USA

Sally E. Carty, MD, FACS Division of Endocrine Surgery, Department of Surgery, University of Pittsburgh School of Medicine, Pittsburgh, PA, USA

Steven Craig, BSc, MBBS, MS, FRACS Department of Surgery, Illawarra Shoalhaven Local Health District, NSW, Australia

Ahmad M. Eltelety, MD Otolaryngology Department, Augusta University, Augusta, GA, USA

Otolaryngology Department, Faculty of Medicine, Cairo University, Cairo, Egypt

Jean-François Henry, MD Endocrine Surgery Division, Hôpital de la Timone, Marseilles, France

Bernice Huang, MD Department of Surgery, Columbia University Medical Center, New York, NY, USA

Maurizio Iacobone, MD, FEBS Endocrine Surgery Unit, Department of Surgery, Oncology and Gastroenterology, University of Padova, Padova, Italy

Mahsa Javid, MD, PhD, FRCS Division of Oncologic and Endocrine Surgery, Department of Surgery at the Medical University of South Carolina, Charleston, SC, USA

James Lee, MD Endocrine Surgery, Columbia University Medical Center, New York, NY, USA

Celestino Pio Lombardi, MD UOC Chirurgia Endocrina, Fondazione Policlinico Universitario Agostino Gemelli IRCCS, Università Cattolica del Sacro Cuore, Rome, Italy

Reema Mallick, MD Division of Endocrine Surgery, Department of Surgery, UPMC-Presbyterian Hospital, Pittsburgh, PA, USA

Haggi Mazeh, MD, FACS, FISA Department of Surgery, Hadassah-Hebrew University Medical Center, Jerusalem, Israel

Michal Mekel, MD, MHA Department of Surgery, Rambam Health Care Campus, Haifa, Israel

Mariya Neymark, MD Department of Surgery, Rambam Health Care Campus, Haifa, Israel

Janice L. Pasieka, MD, FRCSC, FACS Department of Surgery, Foothills Medical Centre, Calgary, AB, Canada

Marco Raffaelli, MD UOC Chirurgia Endocrina e Metabolica, Fondazione Policlinico Universitario Agostino Gemelli IRCCS, Università Cattolica del Sacro Cuore, Rome, Italy

Rohit Ranganath, MD Division of Head and Neck Endocrine Surgery, Department of Otolaryngology–Head and Neck Surgery, The Johns Hopkins Outpatient Center, Baltimore, MD, USA

Jonathon Russell, MD Division of Head and Neck Endocrine Surgery, Department of Otolaryngology–Head and Neck Surgery, The Johns Hopkins Outpatient Center, Baltimore, MD, USA

Alexander Shifrin, MD, FACS, FACE, ECNU, FISS Department of Surgery, Jersey Shore University Medical Center, Neptune, NJ, USA

Mauricio Sierra, MD, FACS Department of General Surgery, Division Endocrine and Minimally Invasive Surgery, Instituto Nacional de Ciencias Médicas y Nutrición Salvador Zubirán, Mexico City, Mexico

Rafael H. Pérez-Soto, MD Department of General Surgery, Division Endocrine and Minimally Invasive Surgery, Instituto Nacional de Ciencias Médicas y Nutrición Salvador Zubirán, Mexico City, Mexico

David J. Terris, MD Otolaryngology Department, Augusta University, Augusta, GA, USA

Emanuela Traini, PhD UOC Chirurgia Endocrina e Metabolica, Fondazione Policlinico Universitario Agostino Gemelli IRCCS, Università Cattolica del Sacro Cuore, Rome, Italy

Ralph P. Tufano, MD, MBA, FACS Division of Head and Neck Endocrine Surgery, Department of Otolaryngology–Head and Neck Surgery, The Johns Hopkins University School of Medicine, The Johns Hopkins Outpatient Center, Baltimore, MD, USA

目　录

第一章 甲状旁腺功能亢进的双侧颈部探查术

Janice L. Pasieka ◆ Steven Craig

序言

　　双侧颈部探查术（BNE）是所有治疗甲状旁腺疾病的外科医生需要掌握的基本技能，并且一直是手术治疗甲状旁腺功能亢进症（HPT）的金标准术式。对于经验丰富的专科医生而言，这是一种安全、高效的手术方式。此外，由于无须复杂的术前成像技术和术中辅助设备，在世界上不同医疗条件的机构中均可实施这种手术，因此它也是一种经济实用的治疗方式。为了更安全有效地实施此种术式，本章重点介绍 BNE 的手术步骤和相关的解剖学知识。

甲状旁腺功能亢进的术前准备

双侧颈部探查术的适应证

- 术前影像学检查未发现甲状旁腺肿瘤。
- 术前影像学检查结果不一致。
- 难以或无法行术前影像学检查，和／或缺乏手术辅助设备，例如术中甲状旁腺激素（ioPTH）监测。
- 家族性 HPT，包括多发内分泌腺瘤（MEN）1 型或 2 型，家族性孤立性 HPT，和 HPT 颌骨肿瘤综合征。
- 四枚甲状旁腺增生病变，包括继发性和三发性 HPT。
- 由于无法鉴别正常和异常的甲状旁腺，不能进行单侧颈部探查。
- 由于 iPTH 监测未达标，不能进行术前影像学精确定位辅助下的小切口手术。

双侧颈部探查术的优势

- 可以对所有甲状旁腺进行形态学检查，以鉴别是多腺体病变（MGD）还是单个腺体病变（SGD），而手术前影像学定位和 iPTH 监测可能无法鉴别。
- 不需要术前影像学定位和术中辅助检查，是一种经济有效的手术方式。
- 远期复发率比术前影像学精确定位辅助下的小切口手术低[1,2]。

双侧颈部探查术的缺点

- 一般需要全身麻醉。
- 暴露所有甲状旁腺和双侧喉返神经（RLN）可增加喉返神经损伤和术后低钙的风险。

术前评估

诊断要点

- 诊断 HPT 依靠血生化检查，影像学检查只是手术治疗的辅助手段，不足以作为确诊依据。
- 初始评估指标包括：血钙、血磷、血 PTH、25-羟维生素 D、24h 尿钙和肌酐和血肌酐水平。
- 对于年龄小于 40 岁的患者，尤其是 MGD 和 / 或具有家族史和遗传内分泌综合征的患者，需要行遗传学咨询[3]。

症状和靶器官评估

- 客观表现：泌尿系结石、骨折、骨质疏松或骨量减少（骨密度检测）、高血钙危象、胰腺炎和意识模糊。
- 主观表现：肌肉和骨骼系统、胃肠道，认知功能和精神心理症状。

术前影像学检查

- 影像学检查的目的是排除伴发的甲状腺疾病以及辅助选择最佳手术方案，而非排除或确诊甲状旁腺功能亢进，影像学检查阴性并不是外科手术的排除指标。
- 超声检查可用于定位甲状旁腺、显示其与周围结构的解剖关系，同时评估合并的甲状腺疾病是否需要观察、优先处理或与 HPT 同时处理。
- 核素扫描和 4D CT 不是患者进行 BNE 前的常规检查，但如果检查后结果与其他影像学检查不一致，则高度提示为多腺体病变，推荐双侧颈部探查术。

知情同意

- 常规风险和麻醉风险：深静脉血栓 / 栓塞、肺炎、心肌梗死等。
- 手术后伤口出血和感染：小于 1%[4-6]。
- 喉返神经损伤：1%~2%[5,7]。
- 甲状旁腺功能减退：单腺体病变小于 1%，多腺体病变为 1%~3.5%[5,8,9]。
- 复发：小于 2%[1,2,10]。

器械和设备需求

- 全身麻醉。
- 基本手术器械：15 号刀片、皮肤拉钩、海军拉勾、环钳、梅森鲍姆剪刀，有齿和无齿镊子。
- 自动牵开器。
- 单极和双极电凝。
- 能量器械（例如超声刀和 LigaSure 系统），并非必须。
- 可以做术中冰冻病理学检查，但并非必须。
- 外科放大镜可以帮助分辨和确认甲状旁腺，但并非必须。
- 术中 PTH 监测：虽然并非必须，但在多腺体病变中，可以帮助外科医生确定切除范围和切除腺体的多少。

患者体位和术前准备

- 患者应仰卧于手术床上，头部垫头圈，肩部垫软枕使头部后仰过伸，注意确认头部枕于头圈上，避免悬空。
- 双臂适当收拢于身体两侧，并在受压部位垫上衬垫。
- 手术床调至轻度头高足低位以减少颈部静脉

压力。

- 气管插管和呼吸机管道置于手术床的中线部位。
- 喉返神经术中神经监测技术并非必须。

手术步骤和技巧

切口和暴露

- 胸骨颈静脉切迹上方 2cm 颈前区沿皮纹做横行切口。
- 15 号刀片切开皮肤、皮下组织和颈阔肌。
- 上皮瓣游离至甲状软骨切迹，下皮瓣游离至胸骨颈静脉切迹。

游离带状肌

- 用电刀和环钳沿颈白线打开，分开两侧胸骨舌骨肌，继续分离疏松结缔组织，暴露至甲状腺前方腺体。

游离甲状腺外侧面，辨认和结扎甲状腺中静脉

- 用环钳游离甲状腺外侧面的疏松结缔组织至颈动脉表面。
- 颈动脉表面是一个安全的游离层面，唯一的重要解剖结构是甲状腺中静脉，需要小心地用丝线结扎。

辨认甲状旁腺

手术的下一步是利用关键的标志和形态学特征来寻找和定位甲状旁腺，可以结合肉眼观察、触诊和小心的钝性分离进行探查。

辨识甲状旁腺的诀窍

除了正常甲状旁腺呈棕褐色、约一粒大米大小的经典描述以外，许多其他细微的、较少用的形态特征描述也有助于甲状旁腺的识别：

- 无血视野：在尝试识别甲状旁腺时保持术野无血非常重要，因为任何血迹都可能妨碍对甲状旁腺形态学特征的鉴别和评估。
- 正常情况下一般不会触及甲状旁腺：正常甲状旁腺质地柔软，在手指触诊时可被压扁。这一重要特征有助于区分正常甲状旁腺和小淋巴结，因为小淋巴结通常呈橡胶状质地且可被触及。
- 脂肪垫（图 1-1）：甲状旁腺通常被包裹在胸腺"指向"甲状腺下极的"脂肪垫"中（下甲状旁腺）；或者位于甲状腺下动脉的头侧，通常位于喉返神经后部的"脂肪垫"中（上甲状旁腺）。
- 血管蒂：通常可见一个小的血管蒂穿过甲状旁腺。
- Cope 征（图 1-2）：甲状旁腺瘀伤，可在移动或游离时发生。
- "接吻腺体"（图 1-3）：该术语用于描述两个甲状旁腺位置非常邻近时，看起来像一个单个的双叶腺体。虽然不常见，但在寻找缺失的甲状旁腺时，应谨记这种构型存在的可能。可以通过识别两个腺体囊之间的分隔层来鉴别接吻腺体和真双叶腺体。
- 筋膜下滑动：甲状旁腺通常位于甲状腺的气管前筋膜囊内，但不附着筋膜。这一解剖特点允许甲状旁腺可以在筋膜下轻轻地滑动或滚动，就像一个精细的工具结构，如环钳。

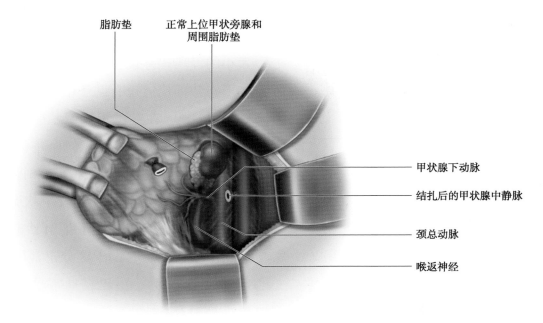

脂肪垫　　　正常上位甲状旁腺和
　　　　　周围脂肪垫

甲状腺下动脉

结扎后的甲状腺中静脉

颈总动脉

喉返神经

图 1-1 脂肪垫。肉眼观察可以提供许多有助于鉴别甲状旁腺的线索。探查应首先寻找脂肪垫，位于胸腺指向甲状腺下极的位置（下甲状旁腺），以及甲状腺后方和喉返神经前方距甲状腺下动脉 1~2cm 的位置（如图所示）

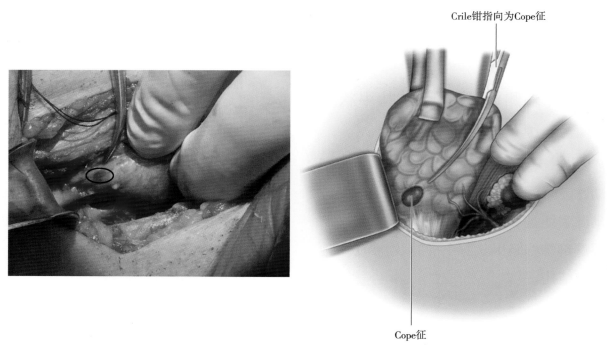

Crile钳指向为Cope征

Cope征

图 1-2 Cope 征。甲状旁腺区域的游离会导致甲状旁腺瘀伤和变色。这个征象通常比较细微，但可以作为指导进一步解剖的重要直观线索。这张图片显示了在胸腺顶部变为紫红色的下甲状旁腺区域。进一步游离可以找到形态正常的下甲状旁腺

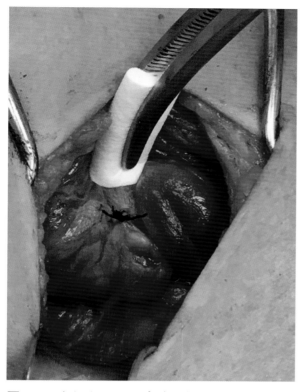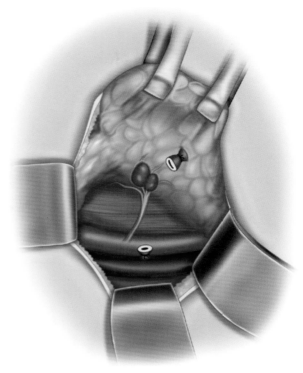

图 1-3　左侧上下甲状旁腺"亲吻"。甲状旁腺组织位于甲状腺下动脉水平的脂肪垫中,形似一个单个的双叶腺体。仔细观察可发现腺叶之间有一个分隔层,仔细解剖后可从形态学上识别出独立的上下两个腺体

上位甲状旁腺的识别

暴露椎前筋膜

- 确定上甲状旁腺的第一步是确定甲状腺下动脉(ITA)的位置。

- 甲状腺下动脉是确定甲状旁腺位置的重要参照点;甲状旁腺通常位于甲状腺下动脉头侧1cm 处。

- 确定甲状腺下动脉后,即可从甲状腺下动脉向头侧进行钝性分离,并直接向后方解剖至发亮的椎前筋膜。

- 椎前筋膜的位置即为解剖范围的后侧,上甲状旁腺可能就位于最靠后的位置。

肉眼观察

- 尽管直接找到并解剖分离发现的第一块形似甲状旁腺的组织很容易,但有条不紊地确认关键解剖标志,并找到"辨识甲状旁腺的诀窍"一节(参见第 3 页)所描述的形态学特征,可节省很多时间和精力。

- 认真地肉眼观察是找到甲状旁腺的第一步。先在甲状腺后方距甲状腺下动脉 1~2cm 的位置寻找腺体或脂肪垫(图 1-1)。

指检

- 上甲状旁腺可见于与多个与第四鳃弓来源组织相关的位置,包括咽后侧、食管后侧、食管旁侧和近舌骨区。

- 此外,当上甲状旁腺腺体增大时,会倾向于向后部和尾侧移位,并且可以穿过甲状腺下动脉后侧,移位到下甲状旁腺的下方。

- 在距离甲状腺下动脉头侧 1cm 的区域进行仔细探查后,使用五步手法对这些潜在位置进行触诊(图 1-4)。

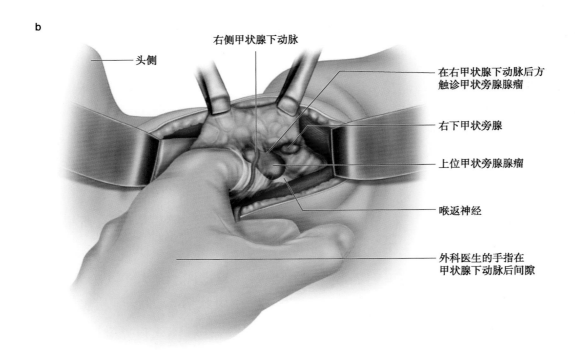

图 1-4　上甲状旁腺触诊的指检。这些插图展示了用五步手法触诊增大的上甲状旁腺。（a）第一，在肉眼探查后，示指触及椎前筋膜并进入食管后间隙，然后沿着食管壁划过来触诊食管后和咽后位置；（b）第二，手指向尾侧移动，直到指尖与甲状腺下动脉的下方垂直；第三，另一个示指在手指上方的组织上轻轻地抽动，感受到与后指指尖接触的增大腺体；第四，手指摆回水平位置；第五，在食道和气管一侧触诊完毕后抽回手指

下甲状旁腺的识别

肉眼观察

- 然后把注意力转移到识别与下甲状旁腺相关的结构。与上甲状旁腺一样，仔细暴露和游离甲状腺可能是识别下甲状旁腺所需的全部条件

- 胸腺舌叶通常与甲状腺下极血管一起向上延伸，并"指向"甲状腺下极；下甲状旁腺通常位于这条路径上

- 下腺起源于第三鳃袋，与胸腺相关，下降的距离更远。因此，它们的位置更加多变，有时会位于胸腺内

- 首先寻找颈部胸腺舌叶"指向"甲状腺下极的脂肪垫。下甲状旁腺通常位于该脂肪垫的后面或内面（图1-1）
- 继续从甲状腺下极向颈部胸腺舌叶进行探查

额外操作

- 如果仔细地钝性分离甲状腺下极血管未找到甲状旁腺，应该游离和移动胸腺。为了完成

这一步，需要切开胸甲韧带，使胸腺暴露在术野中，然后用止血钳轻轻牵拉，同时推开周围松散的纤维结缔组织。注意不要撕破胸腺的被膜（图1-5）

- 如果仍然未发现下甲状旁腺，那么下甲状旁腺可能位于上纵隔和前纵隔内，以及沿颈动脉鞘高达颈动脉分叉处。应触诊和探查上纵隔和中纵隔可触及的部分，并打开颈动脉鞘

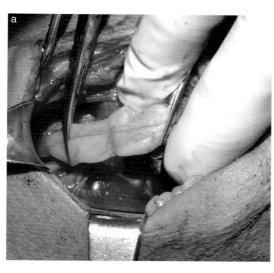

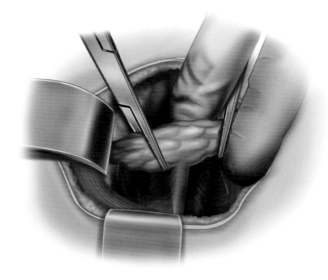

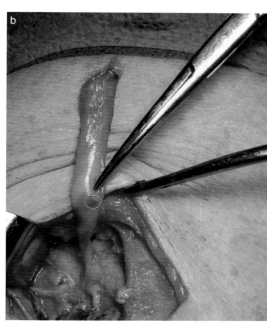

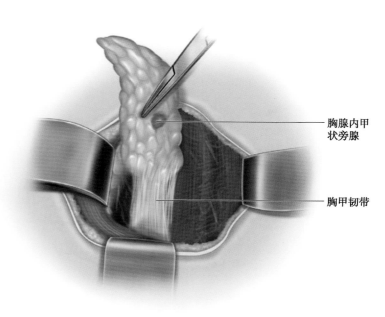

胸腺内甲状旁腺

胸甲韧带

图1-5　因未探查到甲状旁腺而游离胸腺。如果解剖甲状腺下极后未发现下甲状旁腺，而颈部胸腺的位置也未显示甲状旁腺，则应将胸腺从前上纵隔的位置移上来。在图像（a）中，在甲状胸腺韧带切开后，用止血钳将胸腺轻轻地拉上来，注意保持包膜完整。在同一患者的图像（b）中，在胸腺的远端发现了一个Cope征指示的甲状旁腺

从颈根检查至颅底

- 甲状腺下极胸腺组织缺失提示第三鳃囊未退化,应沿着其下降的路径仔细探查
- 最后,如果仍然没有发现缺失的异常甲状旁腺,则应考虑进行甲状腺腺叶切除术,因为报告显示约 3% 患者的甲状旁腺位于甲状腺内。在术前超声检查中可能报告为甲状腺结节(因此这是复查所有术前影像学检查的良机),或者有时也可以在术中的超声检查中发现

探查喉返神经

- 为了减少任何可能妨碍甲状旁腺腺体识别的出血或组织变形,只有在显露所有甲状旁腺并决定切除哪一个后,才能开始探查 RLN
- RLN 位于下颈部甲状腺下动脉的尾侧。肉眼对气管和甲状腺下动脉之间的夹角做等分线,并沿着这条线进行仔细地钝性分离以识别喉返神经(图 1-6)

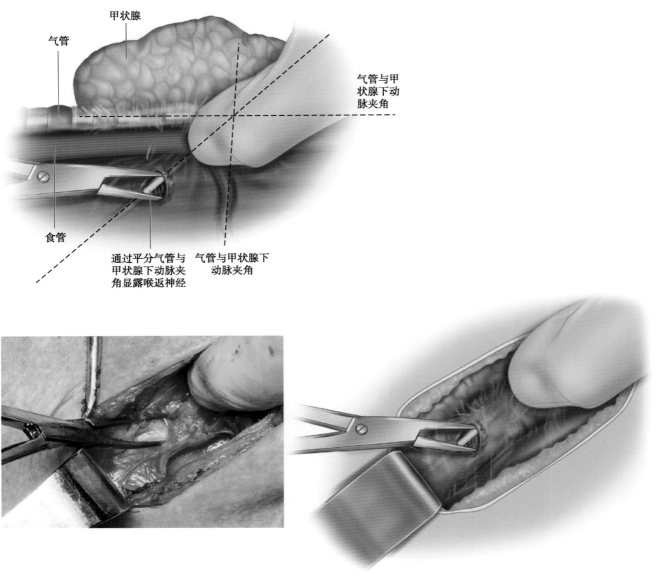

图 1-6　喉返神经的识别有助于安全可靠地解剖和结扎供应甲状旁腺的血管蒂。甲状腺下动脉和气管之间的夹角被目测平分,用一个精细血管钳沿着这个夹角平分线分开结缔组织以识别喉返神经

- 可进一步解剖喉返神经束膜至甲状腺下动脉，以显露喉返神经的走行

甲状旁腺切除范围

- 在切除任何甲状旁腺组织之前，应将四个甲状旁腺全部找到，并明确哪些腺体形态正常或异常
- 确定形态异常的甲状旁腺腺体的数量决定了甲状旁腺切除的范围

单发甲状旁腺腺瘤（1 枚异常甲状旁腺 +3 枚正常甲状旁腺）

- 切除单发的腺瘤，长期治愈率 >97%[2,4]。在这种情况下不需要术中 PTH 监测
- 单腺体病变的改良手术方式是单侧颈部探查术（UNE）[11,12]
  - 在单侧颈部探查术中，如果在同一侧发现 1 个异常腺体和 1 个正常腺体，则排除 4 个腺体增生的可能，外科医生可以"碰碰运气"，因为漏诊双甲状旁腺腺瘤的风险 <5%
  - iPTH 有助于进一步降低单侧颈部探查术中漏诊双甲状旁腺腺瘤的风险
  - 当只探查两个腺体时，需要丰富的经验来识别哪些是形态异常的腺体

双甲状旁腺腺瘤（2 枚异常甲状旁腺 +2 枚正常甲状旁腺）

- 当发现双甲状旁腺腺瘤时，不对称增生和再次手术的风险决定了手术方式
- 一般来说，应清除一侧颈部的甲状旁腺组织，因为如果疾病复发，只需再次探查对侧，而不需要再次手术探查双侧颈部
- 在选择应保留哪个腺体时，应考虑哪些腺体外观最正常，显示出良好的血管条件，并且在需要再次手术时最容易探查和识别

- 任何留在原位的正常腺体都应该用留有长线尾的普理灵缝合线标记，以便需要再次探查时进行识别。应注意缝线标记时不要阻断腺体的血液供应
- 甲状旁腺双腺瘤术后考虑行基因检测

4 枚甲状旁腺增生（4 枚异常甲状旁腺）

- 四枚甲状旁腺腺体均有增生可见于原发性甲状旁腺功能亢进症（primary hyperparathyroidism，PHPT）、进行性继发性甲状旁腺功能亢进症和三发性甲状旁腺功能亢进症
- 如果术前已知原发性甲状旁腺功能亢进症为多腺体病变，应考虑在术前进行基因检测，因为这可能会改变术式（另见"切口和暴露"一节）
- 多腺体病变有两种不同的手术方法：甲状旁腺全切术 + 自体移植（TP）和甲状旁腺次全切除术（STP）
- 在甲状旁腺次全切除术中，选择最正常的甲状旁腺作为保留的腺体（理想情况下为下甲状旁腺），然后将其切至接近正常腺体的大小。随后，用普理灵缝合线进行标记腺体，留下 1~2cm 长的线头，末端用结扎夹，以便需要再次探查时进行识别。注意缝线标记不要阻断腺体的血液供应（图 1-7）
- 如表 1-1 所示，每种手术方式都有不同的风险、益处和适应证，应始终考虑患者的具体情况及其潜在的疾病（如遗传综合征、三发性甲状旁腺功能亢进）[13-16]
- 处理多腺体病变时，其他需要考虑的重要因素包括：
  - 由于多腺体病变中异位额外腺体的风险增加，需要行胸腺切除术[17]

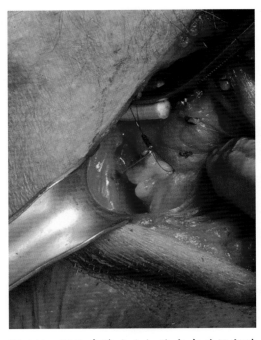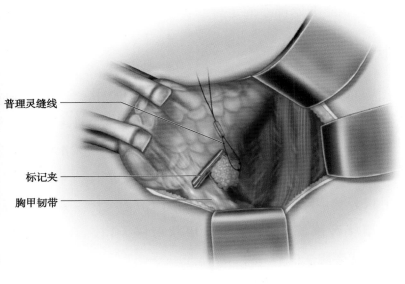

普理灵缝线

标记夹

胸甲韧带

图 1-7 甲状旁腺次全切除术中对保留腺体的标记。被选为保留腺体的甲状旁腺已被切割成接近正常腺体的大小。随后,用普理灵缝合线进行标记,线头保留 1~2cm 长,末端用结扎夹,以便需要再次探查时进行识别。注意缝线标记时不要损害腺体的血管供应

表 1-1 甲状旁腺全切除和次全切除的风险、益处和适应证

	甲状旁腺次全切除	甲状旁腺全切 + 自体移植
复发风险	高	低
甲状旁腺功能减退风险	低	高
病理学适应证	首选原发性甲状旁腺功能亢进症和肾移植后三发性甲状旁腺功能亢进症患者	首选继发性甲状旁腺功能亢进患者(透析)
年龄	首选年轻患者	首选老年患者
甲状旁腺腺体形态	较小的,容易平分的腺体	较大的分叶状腺体

 ○ 如果可行,应冻存切除的甲状旁腺组织,以防止因移植失败或残存腺体的功能丧失而导致的罕见但严重的永久性甲状旁腺功能减退并发症

 ○ 如果可用,术中 PTH 监测可用于指导甲状旁腺次全切除时的甲状旁腺切除范围,目标是在手术完成时 PTH 下降 >90%

 ○ 无论采用何种手术方式,术后都要密切观察甲状旁腺功能减退和骨饥饿综合征

切除形态学异常的甲状旁腺腺体

 • 顺着血管蒂将腺体从周围的结缔组织中游离出来,特别注意不要破坏腺体的包膜(图 1-8)

 • 再次确认喉返神经的位置后,用双极电凝烧灼或小夹子结扎血管蒂

 • 切除的腺体应送病理检查,以确认甲状旁腺组织的重量和甲状旁腺组织的存在(如有)

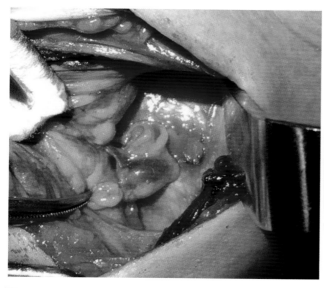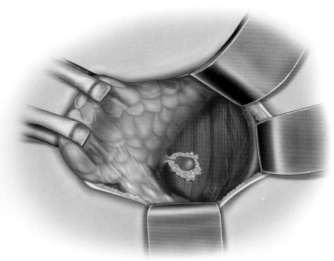

图 1-8　暴露血管蒂。将腺体从周围组织中游离出来,露出其供应血管蒂,然后用双极电凝或小夹子将其结扎。可以在图片的底部看到喉返神经的位置,在这个阶段应该重新确认

甲状旁腺自体移植

- 自体移植部位由双侧颈部探查的病理结果决定。一般来说:
  ○ 如果离体拟种植腺体的形态正常,则将其移植到胸锁乳突肌内
  ○ 如果离体拟种植腺体的形态异常,则将腺体移植到远离手术区域的部位,如肱桡肌（图 1-9）

手术并发症的处理

出血

- 甲状旁腺周围的出血对手术过程有重大影响。除了将周围组织染色外,止血的过程可能会损害腺体的血液供应,或增加喉返神经损伤的风险
- 在可能的情况下,应首先轻轻压迫出血点控制出血,然后精确定位出血点并远离重要的区域和结构后,才应使用双极电凝止血,缝扎

或结扎夹结扎

- 必须注意避免缝扎时误缝到甲状旁腺或喉返神经,或从能量器械向这些结构传递热量

神经损伤

- 喉返神经麻痹在甲状旁腺手术中并不常见,而且通常是暂时性的,据报道永久性麻痹的发生率 <1%~2%[5, 7]
- 因此,在术中明确识别喉返神经损伤很罕见。但是,如果遇到这种情况,无论是当面还是电话,应立即寻求专家的帮助
- 术中神经监测的使用不会降低喉返神经损伤的发生率[18]

关闭切口

- 缝合中线,使胸骨舌骨肌恢复解剖结构。如果需要再次行甲状腺或甲状旁腺手术,这一步对于辅助游离组织很关键
- 颈阔肌反向间断缝合,皮肤用连续的皮下缝合闭合

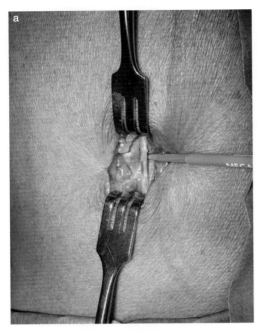

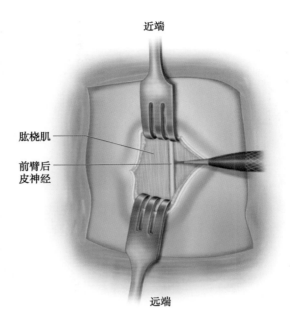

近端

肱桡肌

前臂后
皮神经

远端

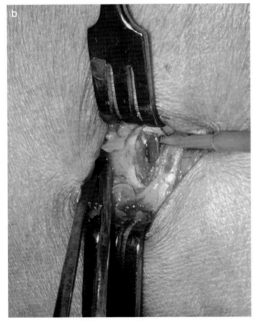

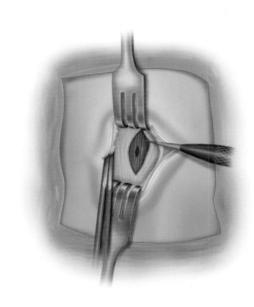

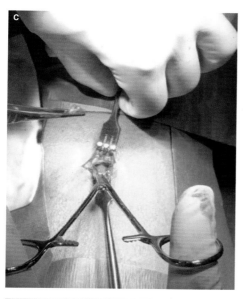
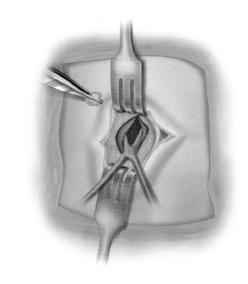
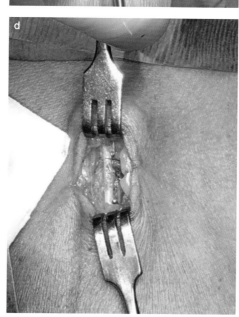
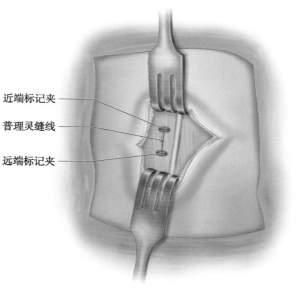

近端标记夹

普理灵缝线

远端标记夹

图 1-9　甲状旁腺组织自体移植到肱桡肌的步骤。这些图像显示了将三发性甲状旁腺功能亢进患者的异常甲状旁腺组织移植到右肱桡肌的步骤。（a）在肘部皮纹远端约 5cm 处的肱桡肌表面做一个长 2cm 的切口。逐层解剖到深筋膜，注意识别和保护前臂后皮神经；（b）深筋膜被切开后，在肌肉中造一个 1cm 长的口袋；（c）把切碎后的甲状旁腺组织放入肌肉袋中；（d）缝合深筋膜，在自体移植位置的近端和远端各放一个结扎夹标记，在结扎夹之间用一个普理灵缝合线标记，因为移植甲状旁腺组织位于缝合线下方，所以应该在切除腺体和处理移植物之前进行

特殊情况

家族性 / 遗传性甲状旁腺功能亢进

* 外科治疗必须平衡持久性 / 复发性与永久性甲状旁腺功能减退的风险。永久性甲状旁腺功能减退症的预后可能比原发疾病更差,特别是考虑到多发内分泌腺瘤综合征中甲状旁腺癌变的风险微乎其微。因此,同时考虑手术时机和切除范围很重要

* 手术方式可以选择甲状旁腺全切 + 自体移植或甲状旁腺次全切除（3.5 个腺体）。但多发内分泌腺瘤 2 型除外,术中只切除不正常的腺体

* 与甲状旁腺全切术相比,甲状旁腺次全切除术导致甲状旁腺功能减退的概率较低。然而,家族性甲状旁腺功能亢进症患者接受甲状旁腺次全切除术后复发率很高[15,19]

* 家族性甲状旁腺功能亢进患者常存在异位或多余甲状旁腺,若术中未能识别可能会导致术后持续甲状旁腺功能亢进状态[17,20]。因此,常规切除双侧胸腺也可用于检查异位腺体,理论上也可降低多发内分泌腺瘤 1 型患者发生胸腺类癌的风险。如果进行此步骤,可能会损害下甲状旁腺,因此应在切除腺体和处理移植腺体之前进行

伴发甲状腺疾病

* 鉴于人群中甲状腺结节的高患病率,在超声检查甲状旁腺功能亢进时同时发现甲状腺结节,并发现结节为可疑恶性或恶性并不奇怪

* 在偶发性甲状腺疾病的情况下,应首先计划治疗现有疾病（即甲状旁腺功能亢进）,然后根据甲状旁腺疾病的范围和位置选择适当的甲状腺手术时机

术后管理

术后检查

* 术后不需要常规检测 PTH,这样做有时会产生误导

* 由于 PTH 调控钙和磷的稳态,因此只有同时测量这两种电解质才能了解 PTH 的分泌情况（前提是血清白蛋白水平在正常范围内）

* 当监测原发性甲状旁腺功能亢进症患者术后钙和磷酸盐水平时,可能会出现多种情况:
  ○ PTH 降低后的正常生理反应:钙下降,磷酸盐正常
  ○ 持续性疾病:钙仍然升高,磷酸盐仍然较低
  ○ 保留正常腺体的功能抑制:磷酸盐升高,钙继续下降
  ○ 骨饥饿综合征:钙含量低,磷含量低

术后并发症

血肿

* 临床上发现的颈部血肿是真正的外科急诊事件,需要立即清除

低钙

* 在经验丰富的专科医生手中,永久性低钙血症非常罕见

* 暂时性低钙血症可能由正常腺体功能抑制或骨饥饿综合征引起。通常口服钙和维生素 D 补充剂即可缓解

* 继发性或三发性甲状旁腺功能亢进患者的低

钙血症更为复杂,可能需要住院期间进行静脉补充和多学科协作

随访

- 术后 3 周在门诊对患者进行随访,检查血钙水平和手术切口的愈合情况

- 如果术后需要口服钙和维生素 D 补充剂,可根据检验结果和患者因素决定何时停药

- 如果没有并发症或异常检测结果,下一次随访时间是 12 个月内,复查血钙、甲状旁腺激素、维生素 D 和骨密度

（李朋　译）

参考文献

1. Siperstein A, Berber E, Barbosa GF, Tsinberg M, Greene AB, Mitchell J, et al. Predicting the success of limited exploration for primary hyperparathyroidism using ultrasound, sestamibi, and intraoperative parathyroid hormone: analysis of 1158 cases. Ann Surg. 2008;248(3):420–8.

2. Norman J, Lopez J, Politz D. Abandoning unilateral parathyroidectomy: why we reversed our position after 15,000 parathyroid operations. J Am Coll Surg. 2012;214(3):260–9.

3. Starker LF, Akerstrom T, Long WD, Delgado-Verdugo A, Donovan P, Udelsman R, et al. Frequent germ-line mutations of the MEN1, CASR, and HRPT2/CDC73 genes in young patients with clinically non-familial primary hyperparathyroidism. Horm Cancer. 2012;3(1–2):44–51.

4. Udelsman R. Six hundred fifty-six consecutive explorations for primary hyperparathyroidism. Ann Surg. 2002;235(5):665–70; discussion 670–2.

5. Allendorf J, DiGorgi M, Spanknebel K, Inabnet W, Chabot J, Logerfo P. 1112 consecutive bilateral neck explorations for primary hyperparathyroidism. World J Surg. 2007;31(11):2075–80.

6. Gupta PK, Smith RB, Gupta H, Forse RA, Fang X, Lydiatt WM. Outcomes after thyroidectomy and parathyroidectomy. Head Neck. 2012;34(4):477–84.

7. Udelsman R, Lin Z, Donovan P. The superiority of minimally invasive parathyroidectomy based on 1650 consecutive patients with primary hyperparathyroidism. Ann Surg. 2011;253(3):585–91.

8. Udelsman R, Åkerström G, Biagini C, Duh QY, Miccoli P, Niederle B, et al. The surgical management of asymptomatic primary hyperparathyroidism: proceedings of the fourth international workshop. J Clin Endocrinol Metab. 2014;99(10):3595–606.

9. Bergenfelz A, Lindblom P, Tibblin S, Westerdahl J. Unilateral versus bilateral neck exploration for primary hyperparathyroidism: a prospective randomized controlled trial. Ann Surg. 2002;236(5):543–51.

10. Karakas E, Schneider R, Rothmund M, Bartsch DK, Schlosser K. Initial surgery for benign primary hyperparathyroidism: an analysis of 1,300 patients in a teaching hospital. World J Surg. 2014;38(8):2011–8.

11. Wang CA. Surgical management of primary hyperparathyroidism. Curr Probl Surg. 1985;22(11):1–50.

12. Tibblin S, Bondeson AG, Bondeson L, Ljungberg O. Surgical strategy in hyperparathyroidism due to solitary adenoma. Ann Surg. 1984;200(6):776–84.

13. Fyrsten E, Norlén O, Hessman O, Stålberg P, Hellman P. Long-term surveillance of treated hyperparathyroidism for multiple endocrine neoplasia type 1: recurrence or hypoparathyroidism? World J Surg. 2016;40(3):615–21.

14. Rajaei MH, Oltmann SC, Schneider DF, Sippel RS, Chen H. Outcomes after subtotal parathyroidectomy for primary hyperparathyroidism due to hyperplasia: significance of whole vs. partial gland remnant. Ann Surg Oncol. 2015;22(3):966–71.

15. Schreinemakers JM, Pieterman CR, Scholten A, Vriens MR, Valk GD, Rinkes IH. The optimal surgical treatment for primary hyperparathyroidism in MEN1 patients: a systematic review. World J Surg. 2011;35(9):1993–2005.

16. Albuquerque RFC, Carbonara CEM, Martin RCT, Dos Reis LM, do Júnior NCP, Arap SS, et al. Parathyroidectomy in patients with chronic kidney disease: impacts of different techniques on the biochemical and clinical evolution of secondary hyperparathyroidism. Surgery. 2018;163(2):381–7.

17. d'Alessandro AF, Montenegro FL, Brandão LG, Lourenço DM, Toledo Sde A, Cordeiro AC. Supernumerary parathyroid glands in hyperparathyroidism associated with multiple endocrine neoplasia type 1. Rev Assoc Med Bras (1992). 2012;58(3):323–7.

18. Mirallié É, Caillard C, Pattou F, Brunaud L, Hamy A, Dahan M, et al. Does intraoperative neuromonitoring of recurrent nerves have an impact on the postoperative palsy rate? Results of a prospective multicenter study. Surgery. 2018;163(1):124–9.

19. Tonelli F, Marcucci T, Giudici F, Falchetti A, Brandi ML. Surgical approach in hereditary hyperparathyroidism. Endocr J. 2009;56(7):827–41.

20. Stålberg P, Carling T. Familial parathyroid tumors: diagnosis and management. World J Surg. 2009;33(11):2234–43.

专家述评

　　文章中介绍的双侧颈部探查术是甲状旁腺功能亢进症的一种重要手术方式,该术式可能对颈部进行大范围的解剖,同时也是一项具有相当风险的手术。该术式存在破坏或损伤正常的甲状旁腺血供、造成副损伤(喉部神经等)、术中术后出血等并发症可能,故对术者经验、操作技巧均有很高的要求。该术式应当有严格的指征,应该由丰富经验的专科医师实施。

　　甲状旁腺解剖位置的变异(或称为异位甲状旁腺)并不少见,目前已经进入精准外科的时代,精确的诊断、精准的操作、精细的康复理念需贯穿、贯彻诊治的全过程。术前应当尽可能完善影像学检查,彩超、^{99}Tc-MIBI 双时相平面显像应当作为常规检查,必要时应辅以

CT 检查,有条件的单位还可以进行 ^{99}Tc-MIBI SPECT/CT 断层显像。高质量的影像技术,对于定位问题甲状旁腺、排查异位(颌下、纵隔)的以及甲状腺内甲状旁腺非常有价值,可以减少手术探查的盲目性和不确定性。术中完整探查甲状旁腺的常见区域,会面临以下问题:探查区域的设定(上界、下界、外侧界、后界)、甲状旁腺的识别及确认、是否存在病变的判定、何时结束探查,这些经常具有相当难度,需结合血清 PTH 监测、PTH 试纸及冰冻病理检查、更多的是依靠术者的经验来进行判断。甲状旁腺功能的保留同样也是值得关注的问题,对于多个甲状旁腺病灶,是原位保留部分、颈部种植还是非颈部种植? 这都需要经验丰富的手术医生结合病情以及自己临床实践来综合判断实施。

我们认为文章中有关双侧颈部探查术一直是手术治疗甲状旁腺功能亢进症的金标准术式的论述需要辨证和理性的认识。双侧颈部探查术是一项有很高技术要求的高风险手术,不是常规手术术式,应当有严格的适应证并由临床经验丰富的专科医师实施。基于我国的医疗现状,双颈部探查术应当作为治疗甲状旁腺功能亢进症的"底牌"和"后备队"而不是"先遣队"!

(广州市第一人民医院   徐波   蔡文松)

第二章　四枚甲状旁腺探查：甲状旁腺次全切除术

Ahmad M. Eltelety ◆ David J. Terris

引言

甲状旁腺功能亢进是终末期肾病（ESRD）的常见并发症。ESRD 患者中肾小管磷酸盐排泄减少，1-α 羟化酶功能异常，因此肾脏不能将 25- 羟基胆固醇活化为 1, 25- 二羟胆固醇。这可导致高磷血症和维生素 D 缺乏，其引发的长期低钙血症会刺激甲状旁腺主细胞增生，最终出现 PTH 的分泌增加。若转为慢性迁延性疾病，即使纠正潜在病因并停止钙剂和骨化三醇治疗，也不能逆转骨骼对甲状旁腺激素的抵抗和增生腺体产生自主功能[1]。甲状旁腺切除术通常适用于药物治疗失败或不能耐受药物副作用（骨化三醇或西那卡塞）的严重肾性甲状旁腺功能亢进症患者。若通过药物治疗降低全段甲状旁腺激素（iPTH）水平后，血清钙和 / 或磷的升高超过安全范围（当磷酸钙超过 55mg^2/dL 时，有可能沉积于心血管系统和增加心血管因素死亡率），也可考虑手术治疗[2]。

操作步骤

1. 由于双侧颈部探查术的需要，手术要在全身麻醉下进行，同时进行术中喉返神经监测。将患者置于仰卧位，手术台的头部稍微下降使颈部过伸，以免需要使用肩垫。使用头圈将头部固定到位。患者麻醉成功并摆好体位后，用便携式彩超在手术台上对颈部进行扫描定位[3]。

2. 手术开始时，沿颈部低位事先标记好的切口线切开皮肤（图 2-1）。向下切开颈阔肌显露颈前带状肌（图 2-2）。打开颈白线，无须游离上下皮瓣（图 2-3~ 图 2-5）。

3. 把胸骨甲状腺肌从甲状腺同侧腺叶上分开。用能量器械钝性分离以游离甲状腺外侧面（图 2-6）。

4. 同侧上甲状旁腺已经探查和游离完成。理想情况下，在决定保留哪一枚甲状旁腺部分腺体之前，应找到全部四枚甲状旁腺。在目前的手术中，右侧上下甲状旁腺已经被游离和准备完成，并决定保留部分下甲状旁腺腺体（图 2-7，图 2-8）。

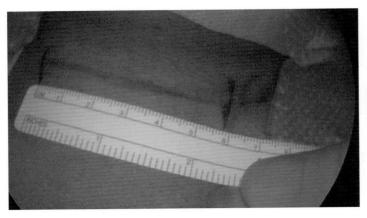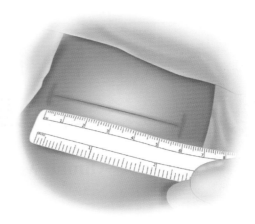

图 2-1　采用标准的低领 4~6cm 长切口

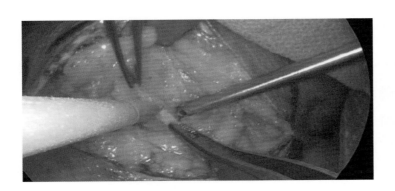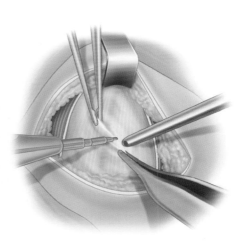

图 2-2　切开浅筋膜、皮下脂肪和颈阔肌

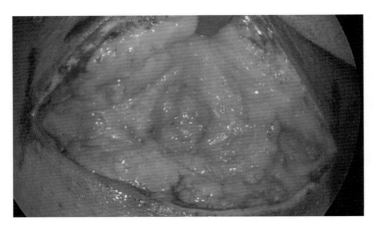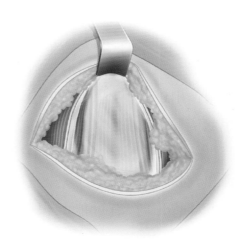

图 2-3　识别和保护两条颈前静脉

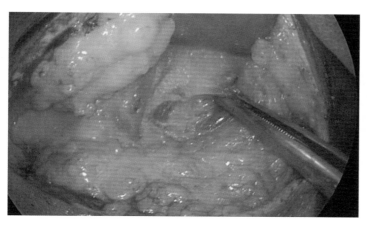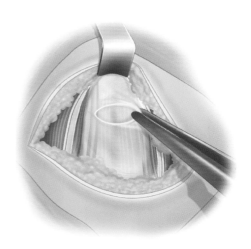

图 2-4　辨认位于两块胸骨舌骨肌之间的颈白线

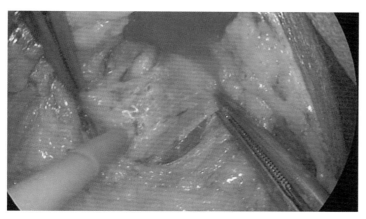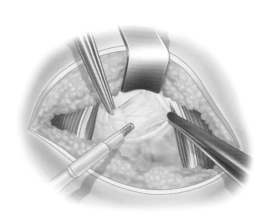

图 2-5　沿颈白线上下分离带状肌

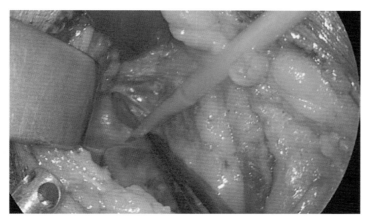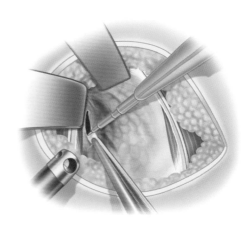

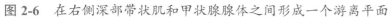

图 2-6　在右侧深部带状肌和甲状腺腺体之间形成一个游离平面

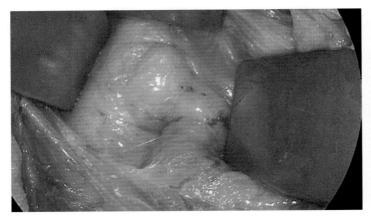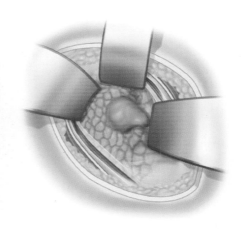

图 2-7　识别右上甲状旁腺

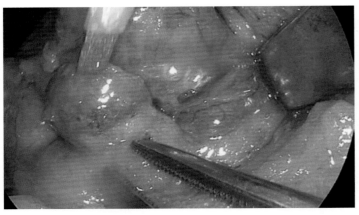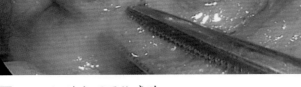

图 2-8　识别右下甲状旁腺

5. 在右下甲状旁腺上放置两个夹子，以便将来需要再次手术时进行定位和识别（图 2-9，图 2-10）。

6. 用电刀切除大部分右下甲状旁腺腺体，保留 50~60mg 的甲状旁腺组织。一般倾向于选择保留下位甲状旁腺，因为它们位于腹侧并且远离喉返神经（图 2-9，图 2-10）。

7. 用电刀游离和凝闭右上甲状旁腺的供血血管（图 2-11，图 2-12）。在切除右侧甲状旁腺完毕时，通过按压动脉鞘刺激右颈内静脉和

右颈总动脉之间深面的迷走神经。如果确认右侧迷走神经的信号缺失，将在下次进行左侧甲状旁腺切除术（图 2-13）。

8. 用类似的方式完整切除对侧增生甲状旁腺。增生性甲状旁腺组织的血供通常来自腺体的内侧和靠近腺体的上部，因为肿大的腺体在重力因素下倾向于向下移位，并被血管蒂吊系。有时异常的甲状旁腺组织的血供可能源于大血管，应该使用超声刀或止血夹来处理（图 2-14~ 图 2-24）。

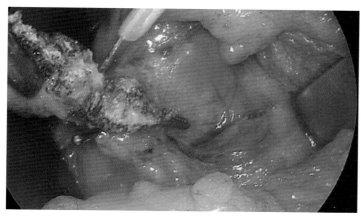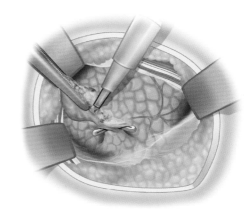

图 2-9 在右侧甲状旁腺下部置两个血管夹，然后沿血管夹上方部分切除腺体

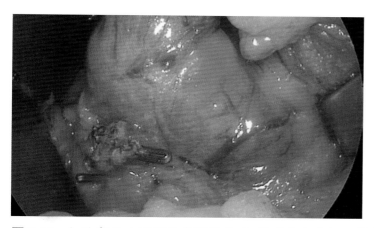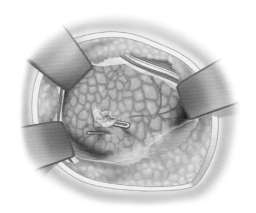

图 2-10 切除部分右下甲状旁腺腺体后，用两个夹点标记剩余腺体

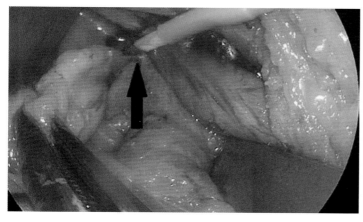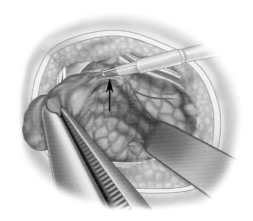

图 2-11 右上甲状旁腺全切除术。血液供应来自腺体的上内侧，是用电刀分开的。黑色箭头指示为血管蒂

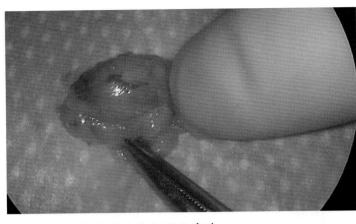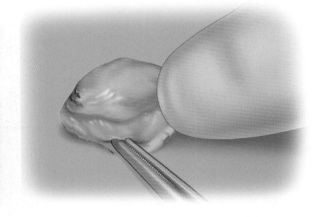

图 2-12 全切除后的右上甲状旁腺

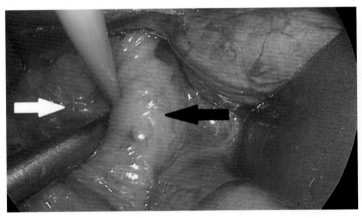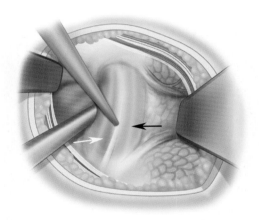

图 2-13 刺激右侧迷走神经。用神经刺激探针按压颈总动脉与颈内静脉之间的颈动脉鞘。黑箭头 - 右颈总动脉；白色箭头 - 右颈内静脉

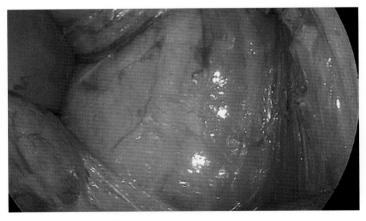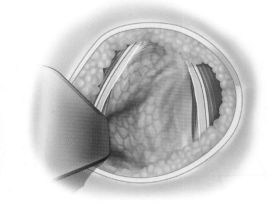

图 2-14 在颈部带状肌深层和左侧甲状腺腺体之间形成一个平面

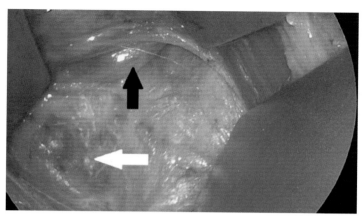
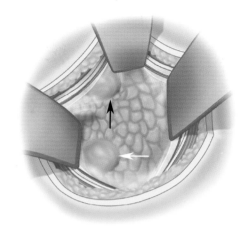

图 2-15　左上和左下甲状旁腺的辨识。黑色箭头 - 左上甲状旁腺；白色箭头 - 左下甲状旁腺

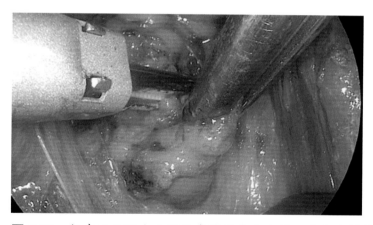
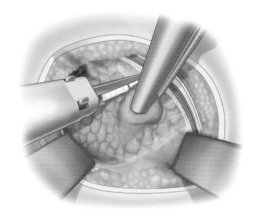

图 2-16　超声刀处理左上甲状旁腺的供血血管。它来自腺体的上内侧

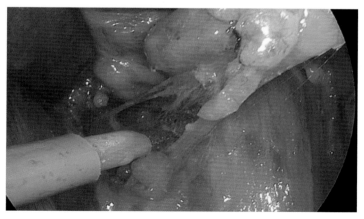
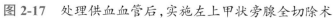
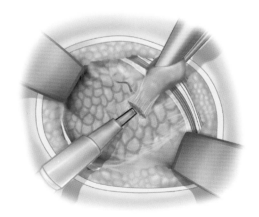

图 2-17　处理供血血管后，实施左上甲状旁腺全切除术

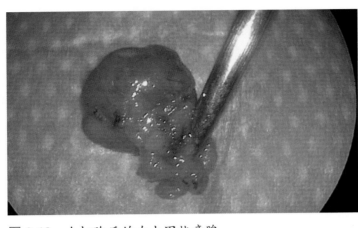
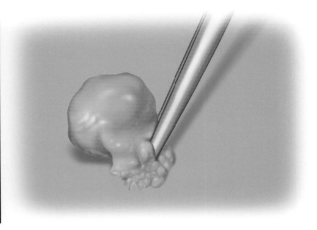

图 2-18　全切除后的左上甲状旁腺

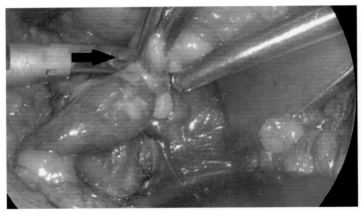
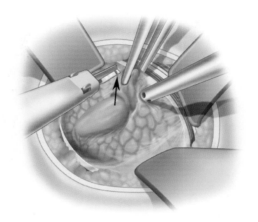

图 2-19　用超声刀处理左下甲状旁腺的血管蒂。血液供应来自腺体的上内侧。黑箭头 - 血管蒂

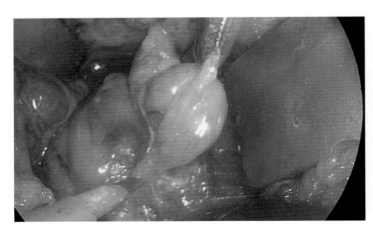
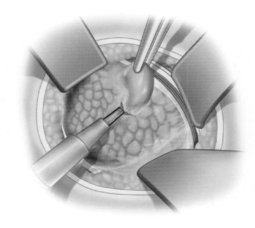

图 2-20　游离左下甲状旁腺

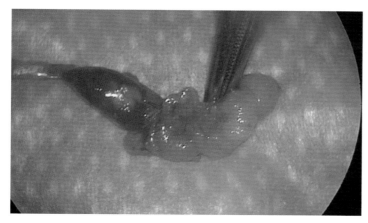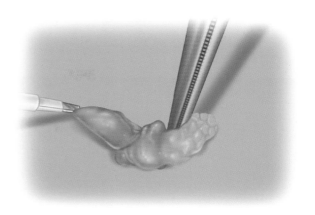

图 2-21　全切除后的左下甲状旁腺

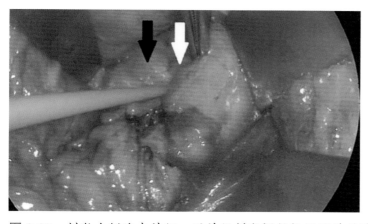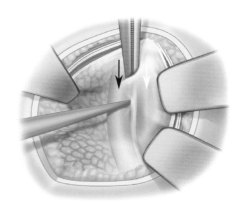

图 2-22　刺激左侧迷走神经。用神经刺激探针按压颈总动脉与颈内静脉之间的颈动脉鞘。黑色箭头 - 左颈总动脉；白色箭头 - 左颈内静脉

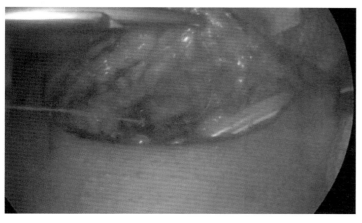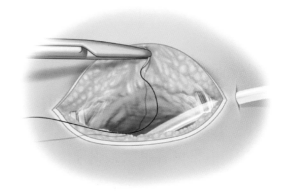

图 2-23　将 7mm 的圆形 JP 引流管放置在带状肌深处，从伤口外侧缘约 2cm 处先前标记的皮肤切口的皮纹上穿出。用两条 4-0 铬制缝合线缝合皮肤，然后将胶水黏合剂敷在皮肤上，切口处用消毒条覆盖

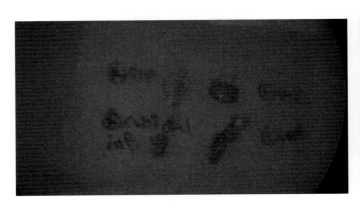

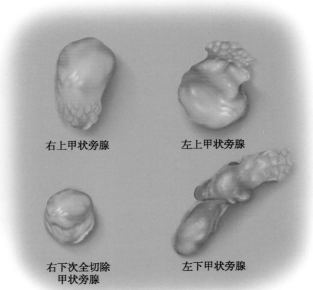

右上甲状旁腺

左上甲状旁腺

右下次全切除
甲状旁腺

左下甲状旁腺

图 2-24   最终的切除标本

9. 由于下甲状旁腺与胸腺共同起源于第三鳃囊，因此可以同时切除胸腺以防止其包含残余的甲状旁腺。

10. 甲状旁腺全切术 + 自体移植（TP）是甲状旁腺次全切除术（STP）的一种替代方法，尤其是患者不考虑肾移植时。

处理肾性甲状旁腺功能亢进的奥古斯塔（医疗机构）方案

1. 由于 ESRD 患者身体虚弱，并且血液透析时会发生大量的体液转移，我们制定了一个安全有效的方案来管理这一弱势群体。

2. 所有接受甲状旁腺切除术的患者术前均进行 ^{99m}Tc- 甲氧基异丁基异腈核素扫描。有证据表明，这类患者甲状旁腺异位的发生率较高。该检查对术前整体定位的敏感性和阳性预测值分别为 76% 和 100%[4]。

3. 手术前，如果血钙偏低或正常，患者应口服骨化三醇 0.5mg，每日两次，以缓解术后可能发生的低钙血症，从而缩短住院时间。

4. 手术当天上午，介入放射学团队在超声引导下为患者放置中心静脉导管（颈内静脉）。这是该方案的一个重要环节，因为这些患者经常接受多次动静脉内瘘手术，静脉通路通常很差。建立中央静脉通道有助于手术成功后进行静脉葡萄糖酸钙注射，并密切监测血钙水平。

5. 我们中心常规使用术中 PTH 监测来确认所有增生腺体（包括潜在的额外腺体）都已经被确认和切除[3]。

6. 放置引流管于颈部带状肌的深面，并固定在原位以帮助处理术后血肿，对于在血液透析期间接受肝素治疗的患者来说，发生术后血肿的风险较高。

7. 患者住院观察离子钙（iCa）水平的时间通常为 2~7 天。若低于 3.6mg/dL，通常需要静脉注射葡萄糖酸钙。一般需要每 4~6h 检测一次。若患者仅通过口服药物也可将离子钙水平维持在 3.6mg/dL 以上时,可以出院。

8. 最好由手术量较高的外科医生来实施手术,他们充分了解患者的细微差别和这些患者术后的特殊需要。

（李朋 译）

参考文献

1. Pitt SC, Sippel RS, Chen H. Secondary and tertiary hyperparathyroidism, state of the art surgical management. Surg Clin North Am. 2009;89:1227–39.
2. Kidney Disease: Improving Global Outcomes (KDIGO) CKD-MBD Work Group. KDIGO clinical practice guideline for the diagnosis, evaluation, prevention, and treatment of Chronic Kidney Disease-Mineral and Bone Disorder (CKD-MBD). Kidney Int Suppl. 2009;113:S1–130.
3. Terris DJ, Stack BC, Gourin CG. Contemporary parathyroidectomy: exploiting technology. Am J Otolaryngol. 2007;28:408–14.
4. Loftus KA, Anderson S, Mulloy AL, Terris DJ. Value of sestamibi scans in tertiary hyperparathyroidism. Laryngoscope. 2007;117:2135–8.

专家述评

一、继发性甲状旁腺功能亢进概念

1. 广义继发性甲状旁腺功能亢进概念

继发性甲状旁腺功能亢进（secondary hyperparathyroidism, SHPT）是指在慢性肾功能不全、肠吸收不良综合征、Fanconi 综合征（遗传性或获得性近端肾小管的功能异常引起的一组症候群）和肾小管酸中毒、维生素 D 缺乏或抵抗以及妊娠、哺乳等情况下,甲状旁腺长期受到低血钙、低血镁或高血磷的刺激而分泌过量的甲状旁腺激素,以提高血钙、血镁和降低血磷的一种慢性代偿性临床表现。长期的甲状旁腺增生最终导致形成功能自主的腺瘤。

2. 狭义继发性甲状旁腺功能亢进概念

狭义 SHPT 是慢性肾功能不全尿毒症患者常见并发症,钙磷等代谢紊乱引起甲状旁腺代偿性增生以及全段甲状旁腺激素（intactparathyroid hormone, iPTH）分泌增加。临床上常常出现高甲状旁腺激素、高钙或低钙血症、持续性高磷,并可导致骨骼系统、神经精神系统、血液系统及心脑血管系统疾病。

二、尿毒症继发性甲状旁腺功能亢进临床表现

主要由高甲状旁腺激素和矿物质、骨代谢紊乱。具体表现为：

1. 骨质脱钙症状：

骨痛,骨质疏松,骨骼萎缩变形（"狮面人""退缩人""松鼠人"）,病理性骨折,指骨纤维囊性变,颅骨毛玻璃样变,活动受限。

2. 骨外组织钙化、血钙沉着症状：

以心血管受累最常见,心瓣膜钙化导致心功能不全,血管钙化导致顽固性高血压,软组织钙化,转移性钙化。

3. 皮肤黝黑灰暗,进行性加重的皮肤瘙痒。

4. 贫血。

5. 精神症状,失眠。

6. 高 PTH,高 AKP 血症。

临床表现 - 异位钙化,骨瘤形成,手指变形,骨骼畸形。

三、尿毒症长期透析的并发症及处理

据日本透析医学会报道,透析龄 >10 年的患者接受甲状旁腺切除术（parathyroidetomy, PTX）的比例约为 10%,而透析龄 >20 年的患者接受 PTX 的比例则升至 30% 左右。据统计大约有 50% 的慢性肾功能不全尿毒症患者死亡原因为血管异位钙化等所致的心血管疾病。目前尽管可以通过控制磷的摄入以及药物治疗（主要有钙敏感受体激动剂、维生素 D 及其类似物）在一定程度上可以控制部分患者的甲状

旁腺激素水平。但顽固性或进展性 SHPT 患者仍需要外科手术干预。

四、SHPT 的外科历程

1. 1958 年，Stanbury 和 Nicholson 为一位 33 岁女性尿毒症患者完成了世界首例甲状旁腺切除术（subtotal parathyroidectomy，sPTX）。

2. 1967 年 Ogg 首次报道了甲状旁腺全切除术（total parathyroidectomy，tPTX）。

3. 1975 年 Wells 进行了甲状旁腺全切 + 自体移植术（parathyroidectomy with autotransplatation，PTX+AT）确定了临床价值。

4. 2004 年，FDA 批准 Cinacalcet 上市。

5. 2012 年，tPTX、PTX+AT、N-tPTX、Cinacalcet 并存。

目前继发性甲状旁腺功能亢进主要手术方式：甲状旁腺次全切除（s-PTX）、甲状旁腺全切除 + 自体移植（t-PTX+AT）、甲状旁腺全切除（t-PTX）。

五、继发性甲状旁腺功能亢进几种外科手术的利与弊

1. 甲状旁腺次全切除（s-PTX）

方法：切除 3.5 个增生的甲状旁腺。

优点：手术操作相对简单，术后顽固性低钙血症发生率低。

缺点：虽然不需要移植，但很难做到准确保留 40~60mg 腺体，术后复发率高达 25%~30%，再次手术困难。

2. 甲状旁腺全切除 + 自体移植（t-PTX+AT）

方法：切除所有增生的甲状旁腺，取最小无结节增生、实性的甲状旁腺，移植的重量约 30mg，相当于一个正常的甲状旁腺重量。移植物大小约 3mm×2mm，相当于半个甲状旁腺大小。

优点：可控制种植组织量。种植位置灵活：胸锁乳突肌、前臂腕桡肌、肱二头肌等。

便于观察，复发率低，复发后二次手术相对简单。

缺点：术后复发率高，有些患者需做多次手术。

3. 甲状旁腺全切除（t-PTX）

优点：手术操作相对简单，术后复发率最低。

缺点：术后严重低钙，有发生低转运性骨病风险。

六、继发性甲状旁腺功能亢进手术指征

终末期肾病合并难治性继发性甲状旁腺功能亢进，伴 PTH 升高（美国 >800pg/mL，欧洲 >454pg/mL，日本 >500pg/mL），有骨痛、皮肤瘙痒、失眠等临床症状，药物治疗后仍高钙血症，高磷血症。中日医院手术指征：药物治疗无效；有临床症状伴 PTH 升高；PTH>800pg/mL 无明显临床症状。

七、继发性甲状旁腺功能亢进手术后低钙处理（中日医院经验）

1. 术后予以碳酸钙 1.5g，每日 3 次，骨化三醇 1μg，每日 3 次基础剂量（长期医嘱）。

2. 手术一周内每天监测血清钙、磷和 ALP，必要时 2 次 /d。

3. 如血清钙大于 1.8mmol/L，每天碳酸钙 1.5g，每日 3 次，骨化三醇 1μg，每日 3 次，在两餐间口服。

4. 如血清钙大于 2.5mmol/L，每天碳酸钙 0.75g，每日 3 次，骨化三醇减量原剂量的 1/2~1/3（如 0.5μg，每日 2 次）在两餐间口服。

5. 如血清钙小于 1.8mmol/L 或出现抽搐，立即给予 90mg 元素钙（10% 葡萄糖酸钙

10mL）静脉输注,并以 90~180mg/h 的速度静脉点滴维持（1~2 支 /h）,保持血清钙正常。

6. 静脉输钙量是随着血钙水平递减的。

7. 出院标准是患者血钙高于 1.8mmol/L,并且没有低钙症状。

八、继发性甲状旁腺功能亢进手术后效果

1. 骨痛消失或减轻。

2. 瘙痒消失。

3. 贫血改善。

4. 活动无力改善。

5. 体重增加。

6. 睡眠改善。

7. 能够日常生活自理。

九、继发性甲状旁腺功能亢进手术难点及处理措施

1. 继发性甲状旁腺功能亢进手术时机选择

手术早做还是出现并发症再做？我们的经验：早期诊断、早期治疗,预防严重并发症的发生。

2. 超声定位及手术经验相结合

尽量要找到所有的甲状旁腺,特别是要注意甲状旁腺的变异。文献报道甲状旁腺有 1~11 枚,上甲状旁腺位置相对比较恒定,下甲状旁腺变异比较大,额外甲状旁腺多位于胸腺附近。术前常规彩超定位若发现 <4 个甲状旁腺,可能原因：太小,彩超发现不了；异常位置（胸骨后等）；两个甲状旁腺融合成一个。二次手术前常规核素扫描。

术中经验

a. 大小：所有甲状旁腺都有不同程度的增大,同一患者甲状旁腺增生程度也有很大变异及增生程度有对称性和不对称性

b. 形状：圆形、椭圆形、不规则形等

c. 数目：1~11 枚不等,多数为 4 枚

d. 颜色：大部分为淡黄色,部分出现坏死、钙化、囊性变等

e. 甲状旁腺增生分类

早期：弥漫性增生,症状轻

晚期：结节性增生,症状重

f. 同一患者甲状旁腺增生可以是：4 个甲状旁腺弥漫性增生,4 个甲状旁腺结节性增生,两种混合增生

g. 要注意特殊位置甲状旁腺

3. 手术技巧

目前尚无随机对照研究表明哪种手术方式最好。甲状旁腺手术类似于甲亢手术,保留甲状旁腺宁少勿多,术后 PTH 宁低勿高。血钙低术后完全可以通过补钙予以纠正。手术中要注意保护喉返神经。

（中日友好医院 鲁瑶）

第三章　双侧颈部探查术及甲状旁腺次全切除术治疗不对称性多腺体增生所致的原发性甲状旁腺功能亢进症

Maurizio Iacobon

引言

　　80% 以上的原发性甲状旁腺功能亢进症（PHPT）是由单发腺体病变（通常是腺瘤）所致，多数病例凭借术前定位技术可实现定位诊断。在此基础上，针对性颈部探查术配合选择性切除病变的甲状旁腺（以及通过术中 PTH 监测评估是否存在其他功能亢进的甲状旁腺），有望达到治愈 PHPT 的目标。

　　一方面，有时即使是单个腺体病变，术前定位检查也可能引起漏诊、诊断不清或误诊。另一方面，PHPT 可能累及多个腺体（包括多腺体结节性增生或多发性腺瘤），抑或是遗传性PHPT，乃至更罕见的散发性 PHPT。这一情况可能与选择性切除甲状旁腺后，术中 PTH 水平未显著下降有关。

　　前文所述情况皆为双侧颈部探查术的选择性手术指征，术中至少需辨识 4 枚甲状旁腺，并切除明显增大和病变的腺体。当怀疑多腺体病变时，建议行甲状旁腺次全切除术（STP）（包括切除 3 枚或 3.5 枚腺体）。由于存在异位甲状旁腺的可能，因而有必要经颈部切除胸腺及甲状腺周围的脂肪组织，以避免持续性或复发性 PHPT 的发生。如若术中发现可疑情况，可以借助细针，抽吸离体标本的洗脱液行术中快速 PTH 检测，而无须依赖术中冰冻病理确认所切标本为甲状旁腺来源。由于需选择体积最小，且最终"大体上形态正常"的腺体作为残留腺体，因而甲状旁腺切除术需在完成全部腺体探查和辨识之后进行。若判定残留腺体也存在过度增生，可再将其切除一部分成为最小的残余腺体。为避免永久性甲状旁腺功能减退，术中应保证残留腺体的存活能力。因相较于持久性 PHPT 而言，永久性甲状旁腺功能减退对生活质量的影响更大。

手术操作

该 PHPT 病例为一名 66 岁女性,伴严重的骨质疏松症,既往曾有髋部骨折及多发性肾结石病史。核素显像未发现颈部异常活跃病灶,颈部超声提示多发结节性甲状腺肿,左侧甲状腺背侧及右侧甲状腺下极皆发现可疑肿大的甲状旁腺,直径分别为 11mm 和 9mm。该患者肾功能及维生素 D 水平正常,无原发性甲状旁腺功能亢进症及其他内分泌肿瘤家族史。

因怀疑该患者有多枚甲状旁腺腺体病变,遂拟行双侧颈部探查术。患者取仰卧体位,肩部置肩垫,颈部适度过展位。手术常规取低领切口,在颈阔肌下游离皮瓣;沿颈中线打开颈浅筋膜和颈前带状肌,使用牵开器将颈外侧血管连同上述结构一并向外牵拉,与甲状腺腺体外侧面分开。探查左侧甲状旁腺区域,于左侧甲状腺下动脉上方可见左上甲状旁腺明显增大,并伴有腺瘤样特征(图 3-1)。同时探查左侧喉返神经,从左侧甲状腺下动脉分支后方对其进行解剖(图 3-2),并予以保护,然后安全地辨认和解剖出左上甲状旁腺的血管蒂(位于外上

方)。于左侧甲状腺下极腹侧探及左下甲状旁腺,其紧贴胸腺韧带的上部(图 3-3)。该腺体体积较小、外观正常。继续探查右侧甲状旁腺区域。右上、右下甲状旁腺分别位于右侧甲状腺下动脉分支周围及右侧甲状腺腺叶腹侧表面(图 3-4)。术中对右侧喉返神经亦进行了探查及保护;其主干发出分支,在右侧甲状腺下动脉的终末支间穿行(图 3-5)。右侧的 2 枚甲状旁腺虽然不对称,但均呈红棕色、体积稍大、外观呈增生样改变(图 3-6)。故在大体表现上与高度不对称的多腺体病变一致,其中左上甲状旁腺更明显。于双侧颈内静脉下段采血行术中快速 PTH 测定(图 3-7,图 3-8);双侧 PTH 水平未见明显梯度差异(左侧颈内静脉 311pg/mL,右侧颈内静脉 292pg/mL,正常值为 15~75pg/mL)。鉴于以上原因,遂对该患者行了甲状旁腺次全切除术,切除左上(图 3-9)、右上及右下(图 3-10,图 3-11)甲状旁腺。并同时切除其右侧胸腺(图 3-12)。左下甲状旁腺因其大小及大体形态正常而计划保留。同时,为保留残留左下甲状旁腺的血供,而未切除左侧胸腺。使用 3-0 可吸收缝线间断缝合颈前带状肌,4-0 可吸收缝

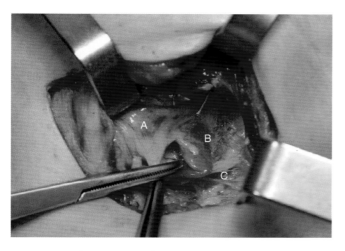
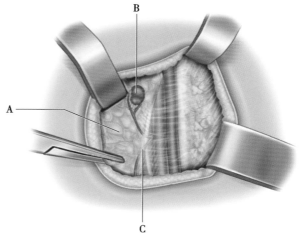

图 3-1　探查左侧甲状旁腺区域。向内侧游离左侧甲状腺腺叶(A),并探查同侧甲状旁腺区,于左甲状腺下动脉(C)上方可见明显增大的左上甲状旁腺(B)伴腺瘤样增生

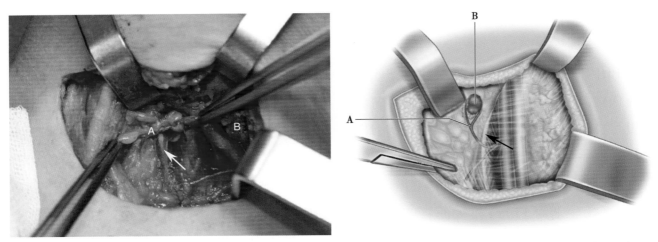

图 3-2 辨识左侧喉返神经。确认左侧喉返神经（白色箭头），于左侧甲状腺下动脉（A）后方对其解剖并予以保护，然后安全地游离出左上甲状旁腺（B）的血管蒂，该血管蒂可能恰好邻近神经的末端

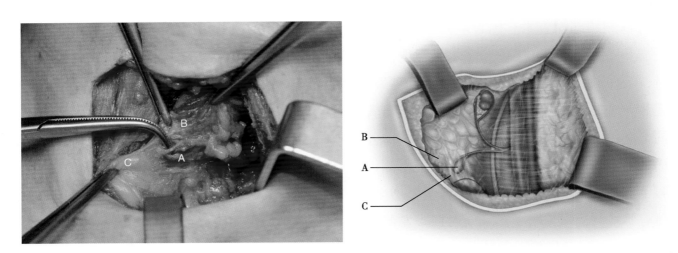

图 3-3 辨识左下甲状旁腺。左下甲状旁腺（A）位于左侧甲状腺下极（B）腹侧，紧贴胸腺韧带（C）上部。该腺体体积较小、外观正常。（C）左侧胸腺角

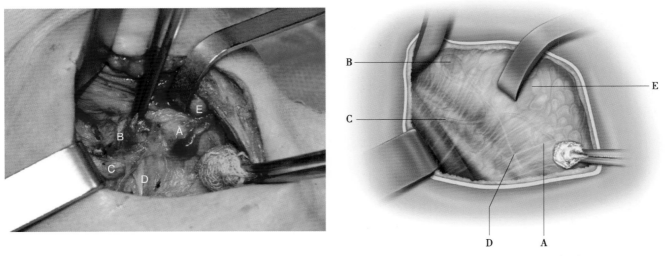

图 3-4 探查右侧甲状旁腺区域。右上（B）、右下（A）甲状旁腺分别位于右侧甲状腺下动脉（C）分支周围及右侧甲状腺腺叶腹下侧表面。（D）右侧喉返神经。（E）甲状腺

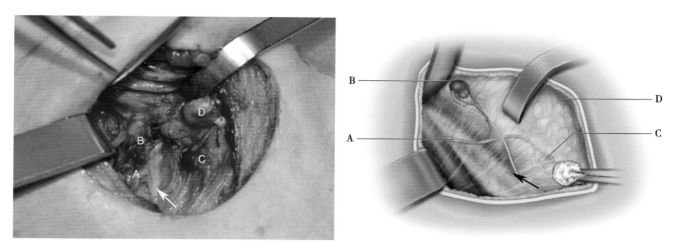

图 3-5　辨识右侧喉返神经。确认并保留右侧喉返神经（箭头），其过早地发出分支，于右侧甲状腺下动脉的终末分支（A）间穿行。（B）右上甲状旁腺。（C）右下甲状旁腺。（D）甲状腺

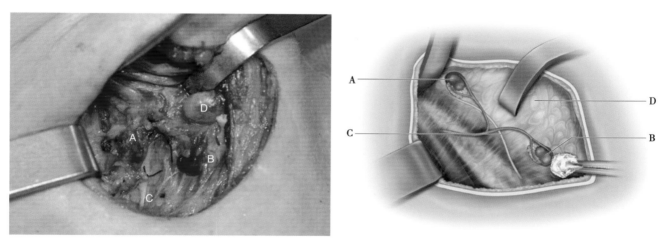

图 3-6　辨识右上、右下甲状旁腺。右上（A）、右下（B）甲状旁腺均呈棕红色、体积稍大，外观呈增生样改变。（C）右侧喉返神经。（D）甲状腺

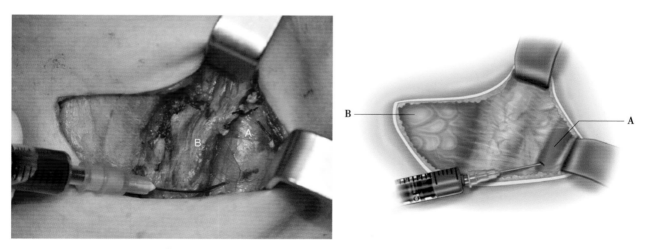

图 3-7　左侧颈内静脉处采血检测 PTH。分离左侧颈内静脉（A），使用 2mL 注射器和 23G 针头术中采血，快速检测 PTH。（B）甲状腺

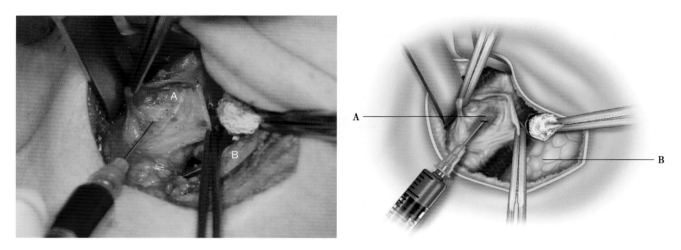

图 3-8 右侧颈内静脉处采血检测 PTH。分离右侧颈内静脉（A），使用 2mL 注射器和 23G 针头术中采血，快速检测 PTH。（B）甲状腺

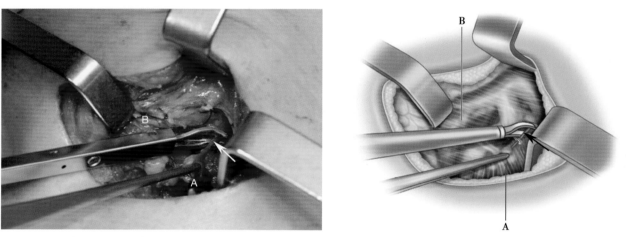

图 3-9 切除左上甲状旁腺。完全游离左上甲状旁腺（A）；分离、夹闭并离断血管蒂（白色箭头）。（B）甲状腺

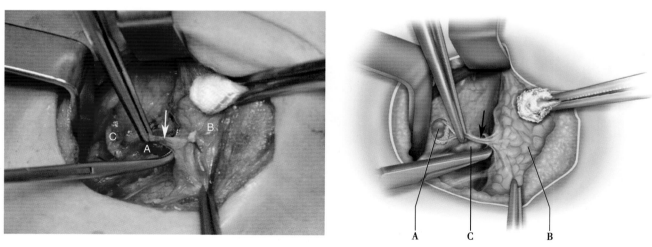

图 3-10 切除右下甲状旁腺。将增大的右下甲状旁腺（A）与甲状腺（B）分离，游离血管蒂（白色箭头）。（B）甲状腺。（C）右甲状腺下动脉

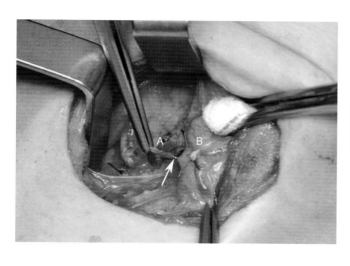
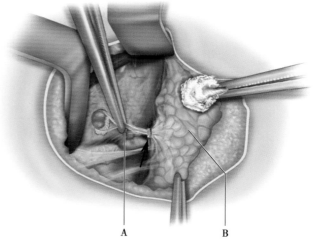

图 3-11　切除右下甲状旁腺。增大的右下甲状旁腺（A）所属血管蒂被夹闭（白色箭头）。B，甲状腺

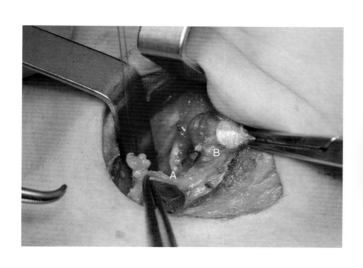
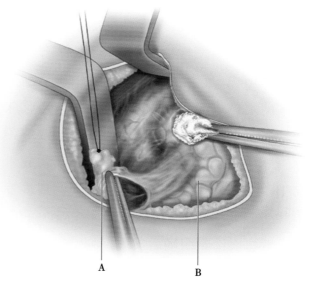

图 3-12　辨识并切除右侧胸腺。游离并摘除右侧胸腺角（A）。（B）甲状腺

线缝合颈阔肌和皮肤。在手术切除最后 1 枚腺体后 15 分钟，外周血 PTH 回报为 8pg/mL。患者出院后口服碳酸钙（2g/d），术后 2 周停药。术后最终病理结果：所有切除的腺体均表现为腺瘤样增生，并伴甲状旁腺主细胞及嗜酸细胞浸润。术后 12 个月的随访，复查血钙及 PTH 水平均正常。

（曹思旸　译）

推荐阅读

Åkerström G, Hellman P, Hessman O. Subtotal parathyroidectomy for parathyroid hyperplasia. In: Howe JR, editor. Endocrine and neuroendocrine surgery, Springer Surgery Atlas Series. Berlin/Heidelberg: Springer; 2017. p. 29–50.

Barczyński M, Bränström R, Dionigi G, Mihai R. Sporadic multiple parathyroid gland disease--a consensus report of the European Society of Endocrine Surgeons (ESES). Langenbecks Arch Surg. 2015;400(8):887–905.

Wilhelm SM, Wang TS, Ruan DT, Lee JA, Asa SL, Duh QY, et al. The American Association of Endocrine Surgeons guidelines for definitive management of primary hyperparathyroidism. JAMA Surg. 2016;151(10):959–68.

专家述评

对于多发性甲状旁腺病变（MGD）是需要双侧颈部探查的，临床上大多重视定位明确的单发原发性甲状旁腺功能亢进症（PHPT），约占80%~85%，而15%~20%的增生病变认识不足造成术后复发。多发性甲状旁腺病变有多发性增生、多发性腺瘤、MEN，但临床上术前如何判断是多发性还是单发性甲状旁腺病变是困难的。增生性病变多数为不对称性增生，术前定位多数仅一个亢进的甲状旁腺，术中冰冻病理也仅提示是甲状旁腺组织或增生而忽略其他甲状旁腺的探查，多发性腺瘤临床上是罕见的，MEN是多发性内分泌肿瘤常伴有家庭成员类似病史，且甲状旁腺以多发增生病变为主。术前定位多个病变甲状旁腺有困难，临床上怀疑多发性甲状旁腺病变的，需要行双侧颈部探查术，否则往往造成术后PTH升高，或术后PTH正常半年后又出现复发才认识到多发的甲状旁腺病变可能，这也是临床上常见的问题。作者建议诊断明确后出现下列情况可行双侧颈部探查术：①术前定位均阴性者；②核素显像阴性而超声显示背部多发结节；③PTH升高明显且症状重者；④家庭成员有类似病史；⑤诊断明确MEN1者。

对于诊断明确的PHPT，常见的术前定位有超声与核素显像，这两种定位结合会出现4种可能：①超声+核素显像均阳性；②超声+核素显像均阴性；③超声显像阳性+核素显像阴性；④超声显像阴性+核素显像阳性。超声是形态学显像，仅能判断甲状旁腺大小，不能判断甲状旁腺功能，对于可疑结节是否甲状旁腺或亢进，需要FNA涂片和洗脱液检测PTH判断是否甲状旁腺和功能亢进。核素显像是功能加形态学显像，在多发性甲状旁腺病变中，由于不对称性甲状旁腺肿大或功能分泌不一，造成高分泌大的甲状旁腺功能抑制了低分泌小的甲状旁腺功能分泌，而造成高分泌甲状旁腺核素显像而低分泌甲状旁腺不显像，如单依据核素显像进行手术有可能造成漏切亢进病变甲状旁腺而致术后复发。

由于术前难以定位多发性甲状旁腺功能亢进，术中双侧颈部探查术是必要的，但是采取何种手术方式是有争议的。首先探查完全显露4个甲状旁腺，观察甲状旁腺大小与形态，一种观点是依甲状旁腺大小进行切除，由大至小依次进行，切除2~3个，保留大小外观近正常甲状旁腺。对于甲状旁腺大于6mm要考虑病变，如出现4个甲状旁腺均增大则可行次全切除术（3.5枚）。术前明确的MEN1建议行次全切除术，或全切加自体移植术。文章中所述快速洗脱液测定PTH只能术中快速判断是否甲状旁腺，而不能判断甲状旁腺是否亢进，对于切除多少或残留多少甲状旁腺则帮助意义不大。另一种观点是依术中PTH快速测定而行甲状旁腺切除，即每切除一个异常甲状旁腺后10分钟抽血测PTH，如术后PTH与术前PTH比下降50%或PTH降至正常，则预示手术成功可停止探查。有文献报道依甲状旁腺形态、大小切除与依术中测定PTH切除，其多发性甲状旁腺病变（MGD）比例不一，因有学者认为甲状旁腺大小与甲状旁腺分泌功能不一定成正比，见下表。

双侧颈部探查	例数	成功率	失败率	MGD 率	复发率
依甲状旁腺大小手术	336	94%	6%	大小判断 10%	4%
依 PTH 测定手术	383	97%	3%	PTH 判断 3%	3%

甲状旁腺功能亢进术后生化表现会出现以下 4 种情况：①PTH 正常 + 血钙正常，说明手术成功；②PTH 高 + 血钙正常，多存在微小病变；③PTH 高 + 血钙高，存在另一个腺瘤或增生病变，需重新定位手术；④PTH 低 + 血钙低，切除过多，多发生在处理 MEN 病例中。

（深圳市人民医院 刘新杰）

第四章 甲状旁腺切除术

Mariya Neymark ◆ **Haggi Mazeh** ◆ **MichalMekel**

引言

原发性甲状旁腺功能亢进症（primary hyperparathyroidism, PHPT）是一种常见的内分泌疾病。甲状旁腺单发良性腺瘤是其最常见的病因（80%~85%），而多腺体病变占比约为15%~20%，包括双腺瘤或全部4枚甲状旁腺增生。甲状旁腺癌在PHPT中所占比例不足1%[1]。

截至20世纪70年代末，甲状旁腺切除术的标准术式是全身麻醉下长切口探查4枚甲状旁腺。该术式的治愈率高达97%，而其并发症的发生率仅为1%~2%[2]。在20世纪80年代初，甲状旁腺领域的前辈们开始尝试在不探查全部4枚甲状旁腺的情况下进行甲状旁腺切除术。借助改进的甲状旁腺术前定位手段（包括核素显像和超声检查）和术中甲状旁腺激素（ioPTH）监测，他们提出可以先探查单侧甲状旁腺，然后以小切口切除甲状旁腺肿瘤[3-5]。然而，近年来的研究证实多发性腺瘤患者的比例较高，针对该部分患者，应优先考虑实施传统的双侧颈部探查术[6]。

手术操作

患者女，84岁，因原发性甲状旁腺功能亢进来诊。手术指征为骨质疏松症、手腕部骨折及肾结石病史。术前定位检查包括核素显像、超声检查及四维计算机断层扫描（4D-CT）。核素显像结果为阴性，超声提示左侧甲状腺下极后方，毗邻食管处有一直径为6.5mm的结节。4D-CT显示左侧食管旁可疑甲状旁腺腺瘤，直径为1.2cm。该患者入院后接受了甲状旁腺切除术。

全身麻醉气管插管成功后，在患者的右侧肘静脉留置较粗的静脉导管，用于术中采血。同时，采集静脉血检测术中甲状旁腺激素（ioPTH）水平作为基线值。

患者取仰卧位，双臂置于身体两侧。在患者肩下放置肩垫使颈部过伸（图4-1）。在皮肤上做好标记后，使用15号刀片切开皮肤和皮下脂肪组织，作一长约3.0cm的横行Kocher皮肤切口（图4-2）。使用电刀打开颈阔肌（图4-3），在颈阔肌下游离皮瓣（图4-4）。

使用电刀沿颈中线打开颈白线，纵向分离颈前带状肌（图4-5）。首先向外牵拉颈前带状

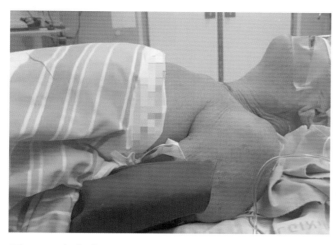
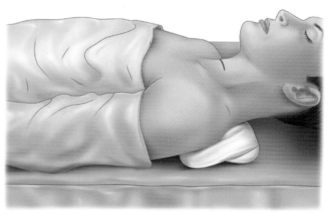

图 4-1　患者体位

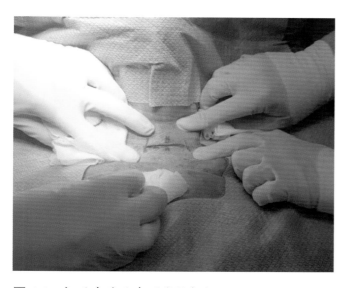
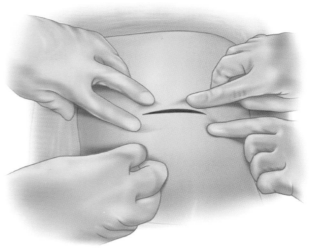

图 4-2　切开皮肤及皮下脂肪组织

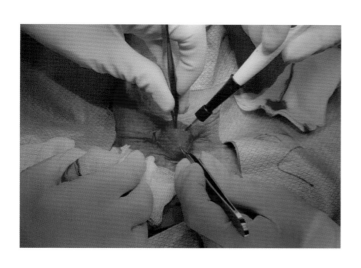
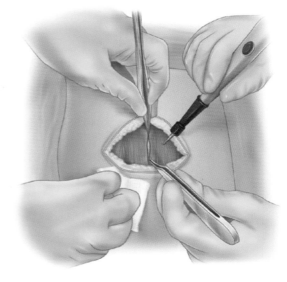

图 4-3　经皮下组织及颈阔肌的手术切口

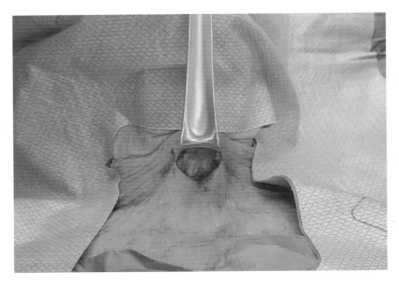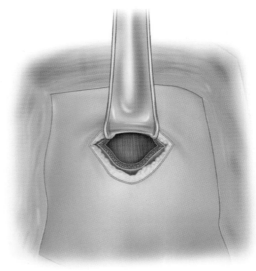

图 4-4　构建颈下皮瓣

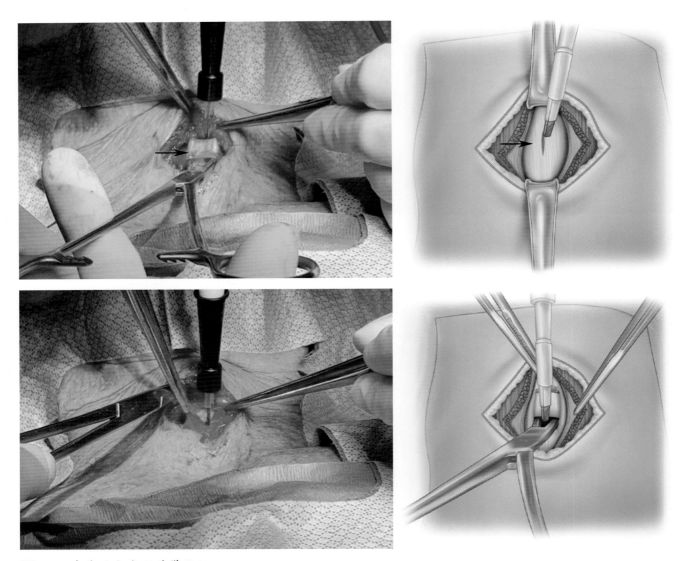

图 4-5　中线处分离颈前带状肌

肌,探查左侧甲状腺间隙。使用花生米样棉球将左侧甲状腺腺体推向中部。从左侧甲状腺下极背面开始探查,在食管旁探及1枚肿大的甲状旁腺,与左上甲状旁腺类似。使用直角钳进行解剖,分离周围的无血管结缔组织使其完整暴露(图4-6)。用无损伤血管钳轻柔地将增大的甲状旁腺从血管蒂处拖出,避免引起包膜破裂(图4-7),同时使用血管夹夹闭血管蒂(图4-8)。

使用梅森鲍姆剪刀切除腺体,并将其送术中冰冻病理切片(图4-9)。分别在左上甲状旁腺切除后的第10分钟和第20分钟抽血并检测PTH水平。由于腺体切除后PTH水平较基线水平下降未达到50%,遂行双侧甲状旁腺探查术。首先探查左下甲状旁腺,发现其大小、外观正常,与左侧甲状腺下极毗邻(Perrier E)[7],遂将其原位保留。

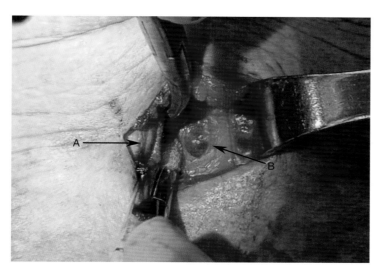

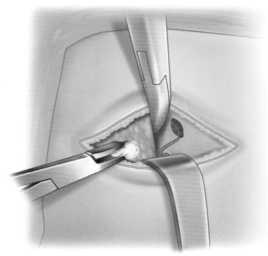

图4-6　食管旁增大的左侧甲状旁腺。(A)把左侧甲状腺向中线牵拉;(B)增大的左侧甲状旁腺位于食管旁、左侧甲状腺中后方

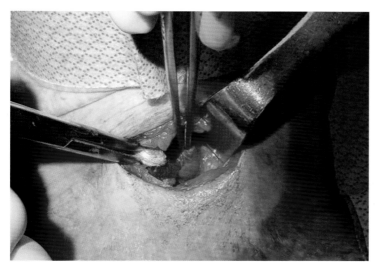

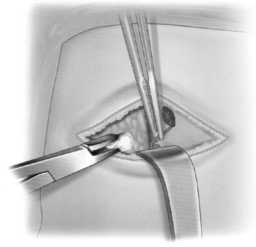

图4-7　摘除左上甲状旁腺

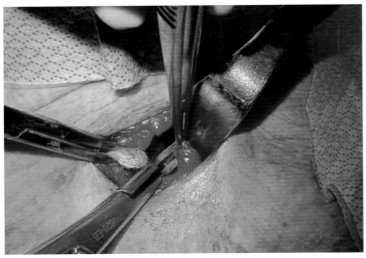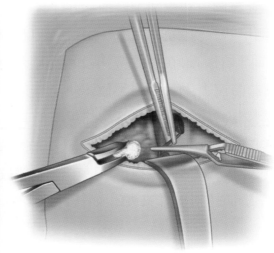

图 4-8　夹闭增大腺体所属的血管蒂

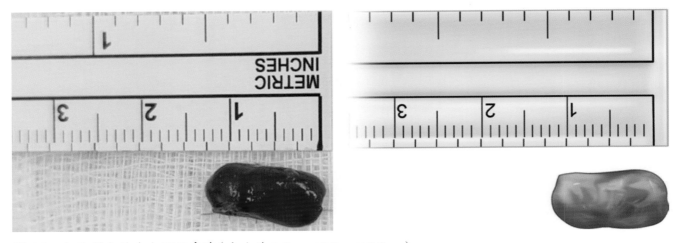

图 4-9　切除增大的左上甲状旁腺（大小为 1.2cm×0.6cm×0.3cm）

在右侧甲状腺上极的背面（Perrier B）探及1枚体积增大的右上甲状旁腺（图 4-10）。同时，该患者的右下甲状旁腺体积轻度增大，腺体紧贴右侧甲状腺下极（Perrier E）（图 4-11）。

在确认剩余的 3 枚甲状旁腺之后，保留左下甲状旁腺，切除右侧 2 枚增大的甲状旁腺。如前所述，切除过程也为直角钳分离腺体并夹闭血管蒂。手术中探查并保护双侧喉返神经（图 4-12）。

使用 2-0 的可吸收缝线紧贴胸骨舌骨肌连续缝合颈白线。然后用 3-0 可吸收缝线间断缝合颈阔肌（图 4-13）。使用 4-0 聚丙烯缝线缝合皮肤（图 4-14），切口涂抹组织黏合剂后立即将缝线拉出（图 4-15，图 4-16）。术前 PTH 基线水平为 110ng/L，而手术结束时 PTH 水平则降至 48ng/L。

通过术中冰冻病理切片确认手术切除了 1枚增生的甲状旁腺。患者术后第 1 天清晨血钙水平正常（10.0mg/dL），遂予办理出院。患者术后补充钙剂（0.5g/d），连续补充 2 周。

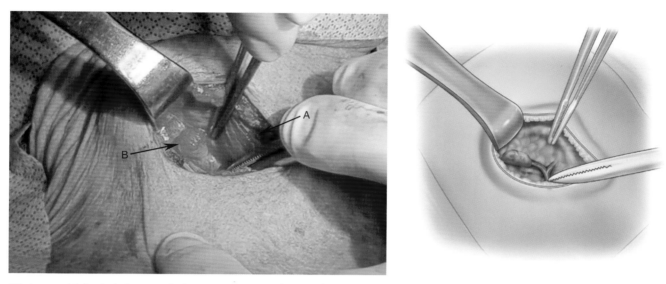

图 4-10 增大的右上甲状旁腺位于右侧甲状腺上极背面（A）右侧甲状腺向中线牵拉;（B）增大的右上甲状旁腺

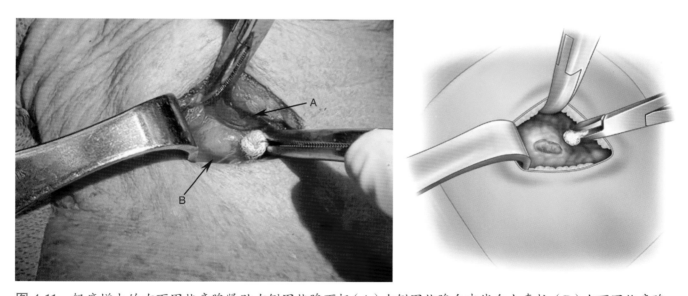

图 4-11 轻度增大的右下甲状旁腺紧贴右侧甲状腺下极（A）右侧甲状腺向中线向上牵拉;（B）右下甲状旁腺

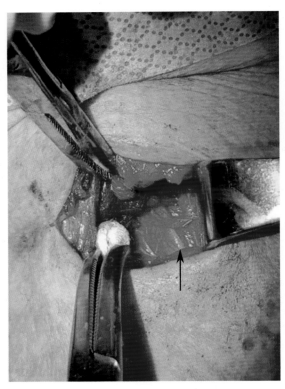

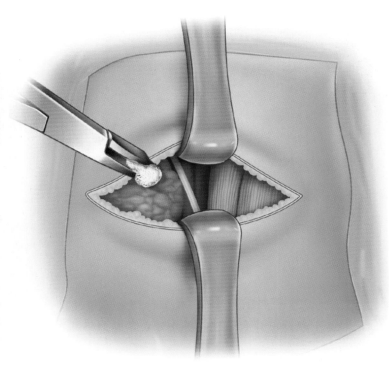

图 4-12　左喉返神经（黑色箭头所示）

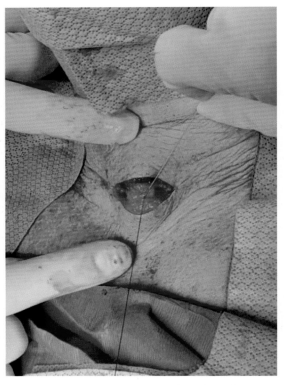

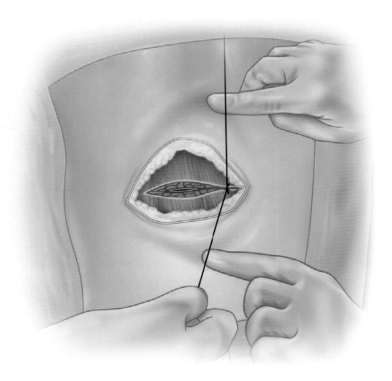

图 4-13　使用 3-0 可吸收缝线间断缝合颈阔肌

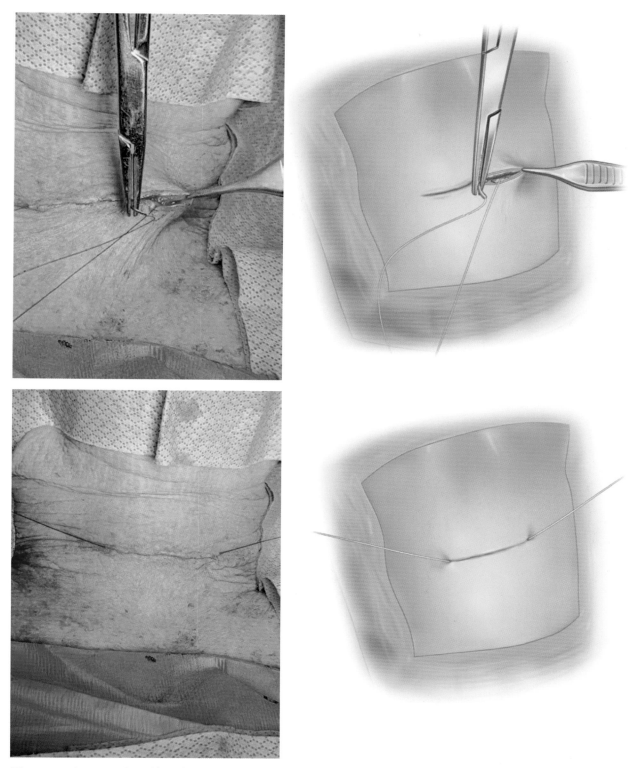

图 4-14 使用 4-0 聚丙烯缝线缝合皮肤（缝合完成后拉出）

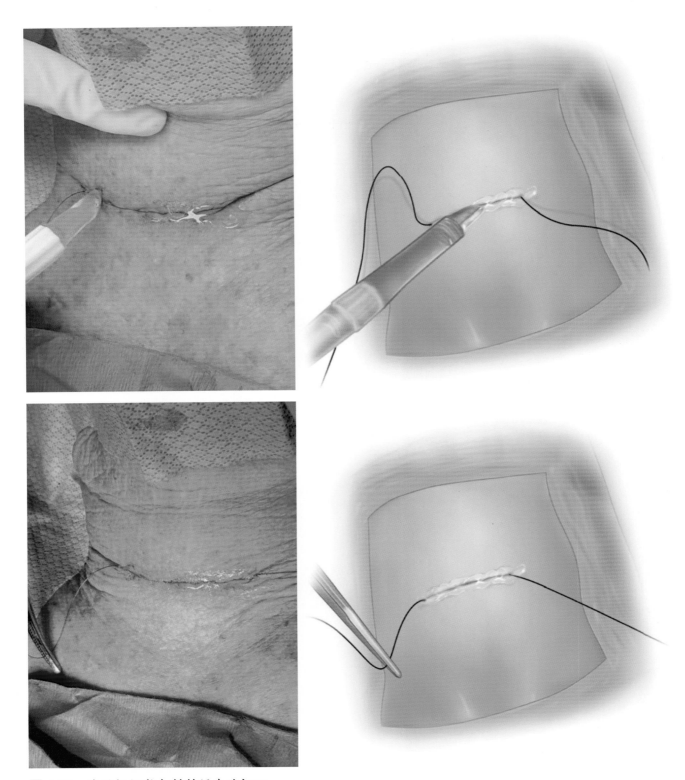

图 4-15　使用组织黏合剂封闭皮肤切口

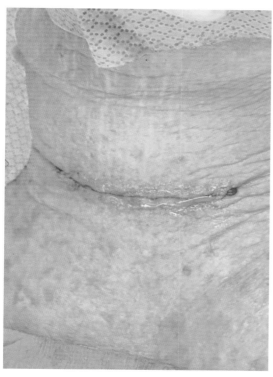
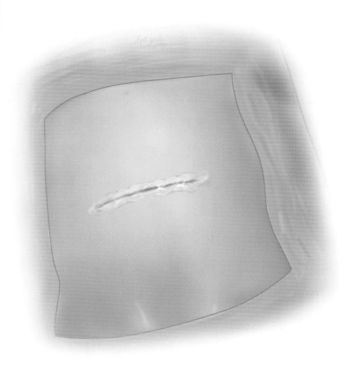

图 4-16　手术切口的最终外观

术后最终病理结果：手术切除的全部 3 枚腺体均为增生的甲状旁腺。

（曹思旸　译）

参考文献

1. Brandi ML. Parathyroid disorders. Focusing on unmet needs. Basel: Karger; 2019. p. 1–12.
2. Sitges-Serra A, Bergenfelz A. Clinical update: sporadic primary hyperparathyroidism. Lancet. 2007;370:468–70.
3. Fouquet T, Germain A, Zarnegar R, Klein M, De Talance N, Claude Mayer J, et al. Totally endoscopic lateral parathyroidectomy: prospective evaluation of 200 patients. Langenbeck's Arch Surg. 2010;395:935–40.
4. Duh QY. Presidential address: minimally invasive endocrine surgery--standard of treatment or hype? Surgery. 2003;134:849–57.
5. Brunaud L, Li Z, Van Den Heede K, Cuny T, Van Slycke S. Endoscopic and robotic parathyroidectomy in patients with primary hyperparathyroidism. Gland Surg. 2016;5(3):352–60.
6. Mekel M, Gilshtein H, Chapchay K, Bishara B, Krausz MM, Freund HR, et al. Parathyroid surgery in the elderly: should minimally invasive surgery be abandoned? Ann Surg Oncol. 2014;21(4):1369–73.
7. Perrier ND, Edeiken B, Nunez R, Gayed I, Jiminez C, Busaidy N, et al. A novel nomenclature to classify parathyroid adenomas. World J Surg. 2009;33(3):412–6.

专家述评

中国原发性甲状旁腺功能亢进症发病率其实并不低，但临床发现的病例相对较晚、较少，这可能与我们的各科各级医生对该疾病的认识不够，抑或因早期症状不特异，或因对筛查血钙升高不重视，致不少误诊漏诊，我中心时常会诊多次脆性骨折手术，或多次泌尿系结石复发介入或手术治疗的患者，偶有明显表现为失眠、心慌乏力、胰腺炎、身高变矮、骨囊肿，均为可手术治愈且花费低的甲状旁腺功能亢进所致。完成定性诊断后，外科术前定位诊断也非常关键，颈部专家超声和/或甲状旁腺 MIBI 立体显像准确性已很高。我院 10 多年前建立甲状旁腺 6+5+1 多科协作机制，明显提高了甲状旁腺疾病诊治水平。手术时，在病灶切除术后 15 分钟，有条件尽量抽血作快速 PTH 检测，如下降少于 50%，有可能病灶切除不准或漏切额外病灶，应继续仔细探查。近年来采用术中自体荧光显像或 PTH 试纸，作为冰冻的有效补充，快捷便利，提高了手术精准性。不过本中心统计多发甲状旁腺病灶（如本章所示）确实明显比国外少，绝大多数是单发腺瘤，所以便于采用小切口靶向手术甚至是腔镜手术。术后严密监测血钙，根据血钙变化调整补钙速度和剂量，尽早从静脉补钙过渡到足量口服补钙和维生素 D，有时需要较长期较大剂量补充，防治严重甲状旁腺功能亢进术后的骨饥饿。至于甲状旁腺癌，临床极为罕见，近年来我院 PHPT 手术平均每年均有百例以上，仅发现十余例甲状旁腺癌，若患者术前 PTH>500ng/mL 及血钙 >3mmol（特别是高钙危象），且术中发现病灶边界不清、浸润生长、质硬，应怀疑甲状旁腺癌可能，但快速冰冻辅助诊断价值有限。甲状旁腺癌的规范治疗，宜行或尽早追加同侧甲状腺切除和彻底的中央区淋巴结清扫，以减少残留、复发和转移。

参考文献

1. 樊友本,吴国洋,伍波,主译.甲状旁腺外科诊治进展.上海:上海科学技术出版社,2017:84-92。
2. 邓先兆,伍波,钟春林,等.原发性甲状旁腺功能亢进的多学科联合诊治 120 例[J].上海医学,2012;35（11）:931-935。
3. 樊友本,郑起.甲状腺和甲状旁腺内镜手术学.上海:上海科学技术出版社,2014:162-169。
4. 张颖超,伍波,樊友本.术中甲状旁腺光学定位与活性判断在甲状腺和甲状旁腺外科的应用前景[J].中华内分泌外科杂志,2020;14（05）:432-435。
5. Lin XY, Fan YB, Zhang ZL, et al. Clinical Characteristics of Primary Hyperparathyroidism: 15-Year Experience of 457Patients in a Single Center in China[J]. Front Endocrinol, 2021; 12: 1-8。
6. Pang C, Fan Y, Zhang H, et al. Case report: incidental parathyroid adenoma in a Chinese diabetic patient with hypercalcemia and normal parathyroid hormone levels[J]. Medicine, 2018; 97（28）: 1-4。
7. Kang J, Fan YB, Guo BM, et al. Trans-areola single-site endoscopic parathyroidectomy: report of one case[J]. Surg Innov, 2013; 20（6）: NP16-20。

（上海交通大学附属第六人民医院甲乳疝外科暨上海交通大学甲状腺疾病诊治中心
樊友本　邓先兆　郭伯敏）

第五章　微创右下甲状旁腺切除术

Alexander Shifrin

引言

微创甲状旁腺手术通过长度小于 3cm 的切口实施,是一种成熟的甲状旁腺切除术式。除了切口的大小,还应考虑切口下方游离的范围。微创甲状旁腺手术具有手术和麻醉时间短、术后疼痛轻微,并发症发生率低和较高的远期成功率等优势[1,2]。微创甲状旁腺手术与传统颈部甲状旁腺探查术的长期复发率并无差异[3,4]。微创甲状旁腺手术是一种定向甲状旁腺肿瘤切除方法,具有较好的美容效果和较高成功率。如果患者在第一次甲状旁腺手术后出现复发,若初次手术为双侧颈部探查,再次手术的并发症发生率将显著增加至 42%,而微创甲状旁腺手术的再次手术并发症发生率为 15%[5]。此外,术中 PTH 监测显示微创甲状旁腺手术的治愈率高达 97%~99%[6]。

个案报道

一名 72 岁的女性患者,确诊为原发性甲状旁腺功能亢进症。患者术前核素扫描及彩超均提示为右下甲状旁腺腺瘤(图 5-1,图 5-2)。手术中,患者取仰卧位,使用喉返神经监测气管插管进行全身麻醉。肩部放置肩垫以保持头颈部处于后仰过伸位。摆好手术体位后,常规消毒铺单。手术开始,用 15 号刀片在颈纹处切开 2.5cm 的皮肤切口(图 5-3)。用电刀切开颈阔肌(图 5-4)后,分别从切口上方和下方游离颈阔肌皮瓣(图 5-5)。

上皮瓣的游离面应小于下皮瓣,以最大限度地减少颏下区域皮肤的术后麻木感。用电刀打开颈白线。止血钳游离肌肉深面创造解剖空间,并将肌肉夹起向外侧牵拉(图 5-6)。用花生米样棉球向内侧推压甲状腺腺叶。用甲状腺拉钩将带状肌拉向外侧,切开下方用小型切口撑开器撑开(图 5-7)。用血管钳游离覆盖在甲状旁腺腺瘤上的背膜,解剖出腺瘤(图 5-8)。神经监测技术可辅助喉返神经的定位,特别是当肉眼无法看到喉返神经时(图 5-9)。用血管钳将甲状旁腺腺瘤轻轻夹起。使用蚊式钳游离、并用超声刀切断甲状旁腺腺瘤与胸腺的连接点(图 5-10,图 5-11)。用血管钳轻轻夹住甲状旁腺腺瘤,用蚊式钳向内侧、外侧和后方游离腺瘤(图 5-12)。使用神经监测探针定位喉返神经的位置,定位后使用超声刀横切腺瘤

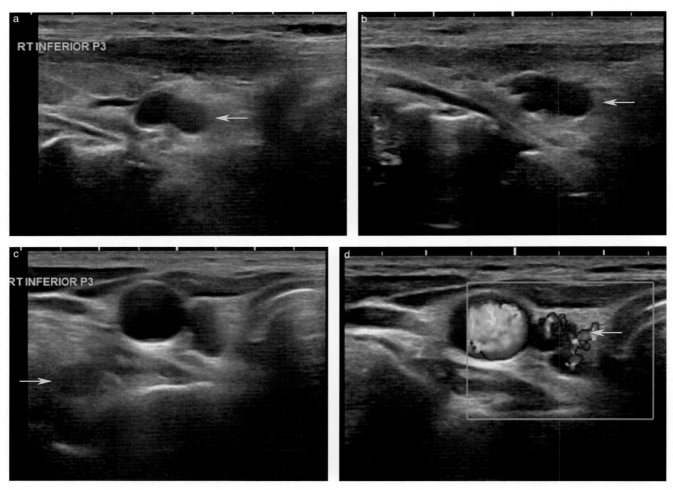

图 5-1　甲状旁腺超声提示右下甲状旁腺腺瘤。（a、b）纵切图。（c）横切图。（d）多普勒血流的横切图。箭头指示甲状旁腺腺瘤位置

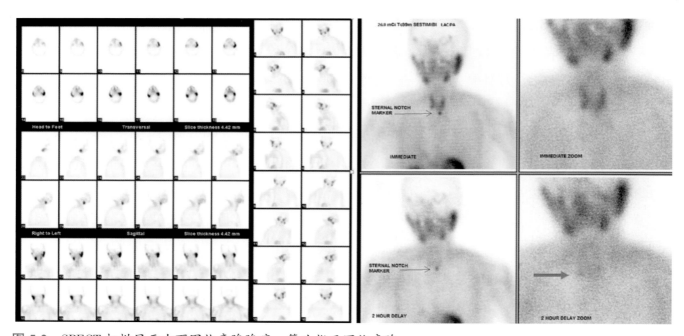

图 5-2　SPECT 扫描显示右下甲状旁腺腺瘤。箭头指示甲状旁腺

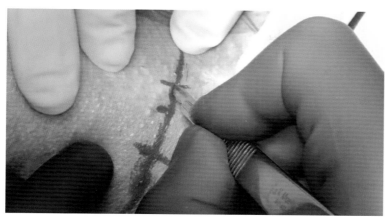

图 5-3　在颈纹出切开约 2.5cm 的皮肤切口

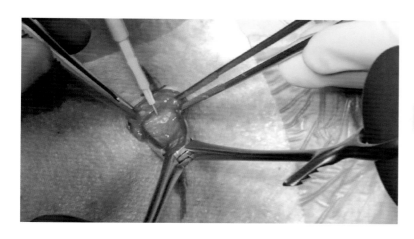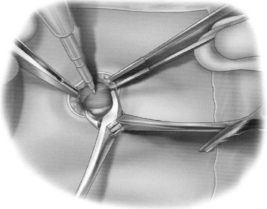

图 5-4　用电刀先横切颈阔肌

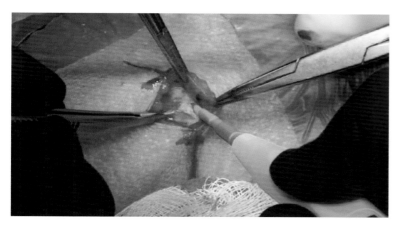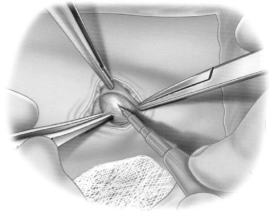

图 5-5　用电刀分别从切口上方和下方游离颈阔肌皮瓣

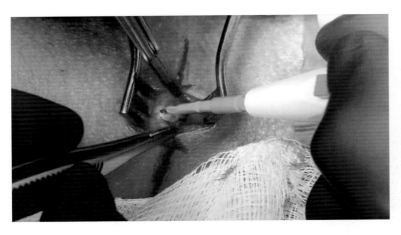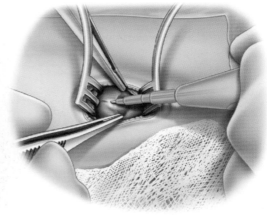

图 5-6 用电刀从中线处横切带状肌。用止血钳游离肌肉深面创造空间,并将肌肉夹起

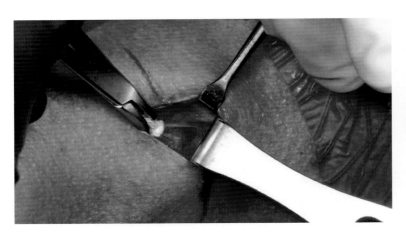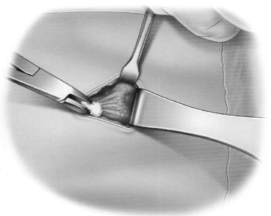

图 5-7 用花生米样棉球向内侧推压甲状腺右叶。用甲状腺拉钩将带状肌向外侧牵拉,切口下方用小型撑开器撑开

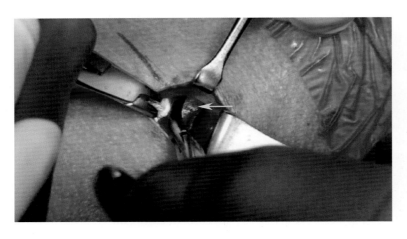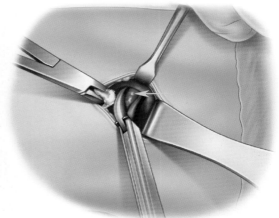

图 5-8 用止血钳将覆盖在甲状旁腺腺瘤上的背膜游离开,解剖出腺瘤。箭头指向甲状旁腺腺瘤的顶部

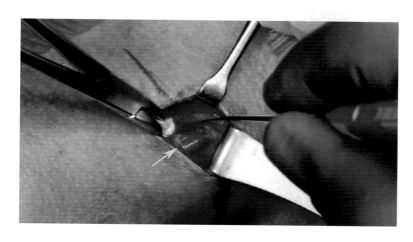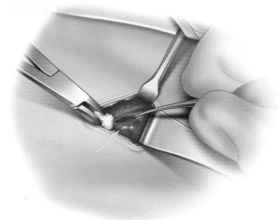

图 5-9　用神经监测探针定位喉返神经。箭头指向甲状旁腺腺瘤的顶部

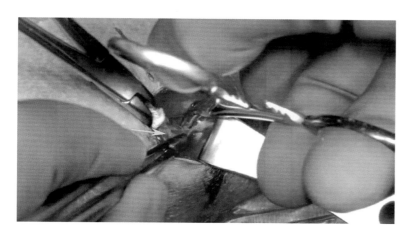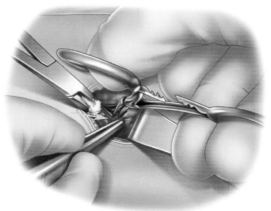

图 5-10　用 Debakey 镊将甲状旁腺腺瘤轻轻夹起。使用蚊式钳游离甲状旁腺腺瘤与胸腺的连接点。箭头指向甲状旁腺腺瘤的顶部

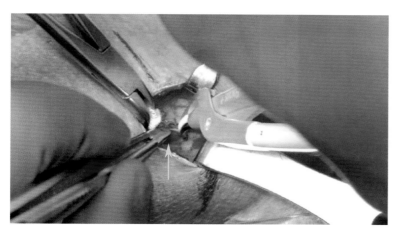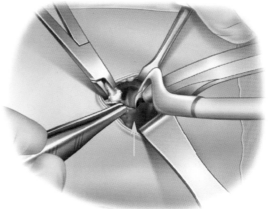

图 5-11　用 Debakey 镊将甲状旁腺腺瘤轻轻夹起。使用超声刀切断甲状旁腺腺瘤与胸腺的连接处。箭头指向甲状旁腺腺瘤的顶部

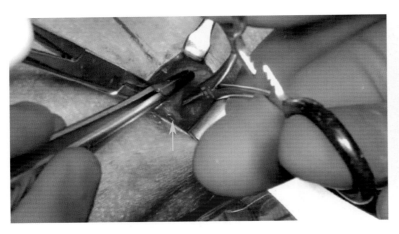
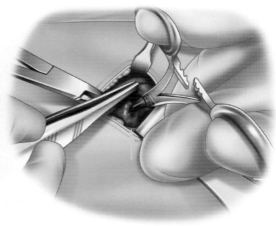

图 5-12 用 Debakey 镊轻轻夹住甲状旁腺腺瘤,用蚊式钳向内侧、外侧和后方游离腺瘤。箭头指向甲状旁腺腺瘤

后方附着处(图 5-13,图 5-14)。然后用血管钳夹住甲状旁腺腺瘤,并使用直角钳游离甲状旁腺腺瘤的血管蒂,然后使用超声刀进行凝闭切断(图 5-15,图 5-16)。取出右下甲状旁腺腺瘤。创面用生理盐水冲洗,填塞止血纱布。用 3-0 薇乔缝线缝合带状肌(图 5-17),用 4-0 薇乔线缝合颈阔肌(图 5-18)。使用 5-0 单乔缝线进行皮内缝合(图 5-19)。在闭合后的切口上涂抹皮肤黏合剂(图 5-20)。单乔缝线末端平皮肤剪掉,不遗留任何线头。术前、术中、术后第 5、10 分钟分别检测 PTH 水平。术中冰冻切片检查证实甲状旁腺增生。密切观察 3h 后出院,给予经验性剂量的碳酸钙和维生素 D 补钙 2 周。

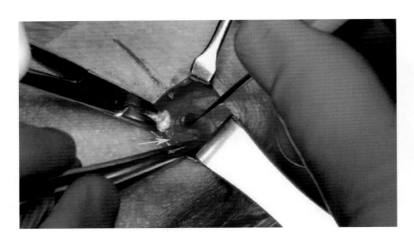
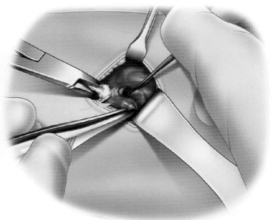

图 5-13 用 Debakey 镊轻轻夹住甲状旁腺腺瘤,神经监测刺激探针用于定位喉返神经的位置。箭头指向为甲状旁腺腺瘤

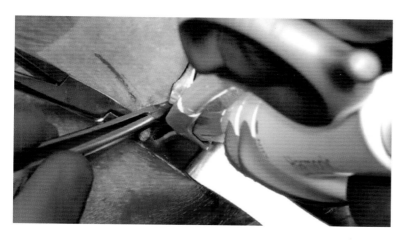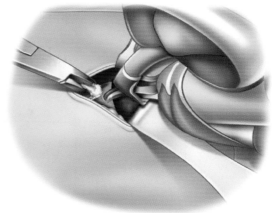

图 5-14　使用超声刀横断甲状旁腺腺瘤后方附着组织

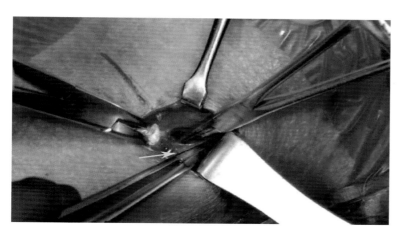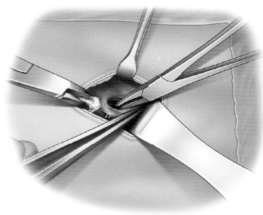

图 5-15　用 Debakey 镊夹住甲状旁腺腺瘤，并使用直角钳游离甲状旁腺腺瘤血管蒂周围的组织。箭头指示为甲状旁腺腺瘤

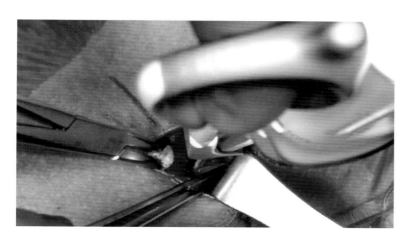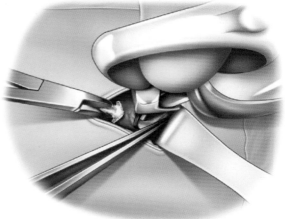

图 5-16　用 Debakey 镊将甲状旁腺腺瘤抬高，超声刀凝闭切断甲状旁腺腺瘤的血管蒂

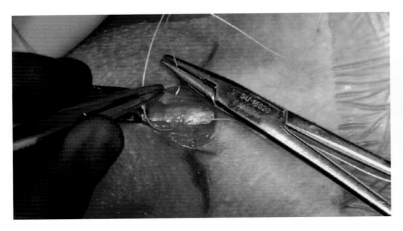
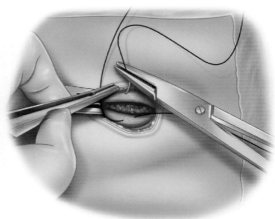

图 5-17 用 3-0Vicryl（薇乔）缝线缝合带状肌

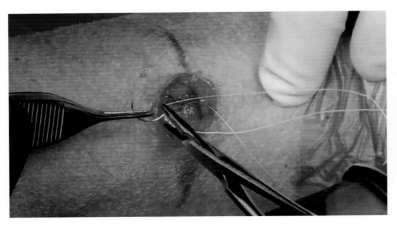
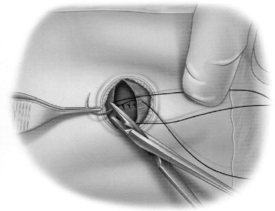

图 5-18 用 4-0 薇乔线缝合颈阔肌

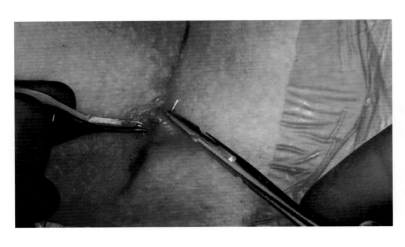
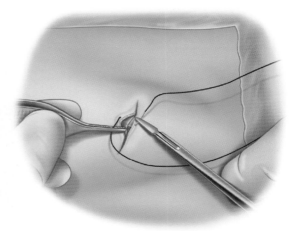

图 5-19 使用 5-0Monocryl（单乔）缝线进行皮内缝合

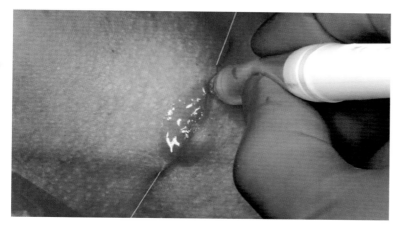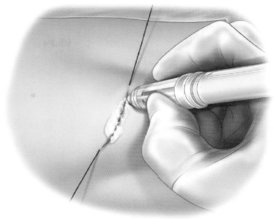

图 5-20　在闭合的皮肤切口上涂抹 Dermabond 皮肤黏合剂

（贾浩　译）

参考文献

1. Henry JF. Minimally invasive thyroid and parathyroid surgery is not a question of length of the incision. Langenbeck's Arch Surg. 2008;393(5):621–6.
2. Starker LF, Fonseca AL, Carling T, Udelsman R. Minimally invasive Parathyroidectomy. Int J Endocrinol. 2011;2011:206502.
3. Schneider DF, Mazeh H, Chen H, Sippel RS. Predictors of recurrence in primary hyperparathyroidism: an analysis of 1,386 cases. Ann Surg. 2014;259(3):563–8.
4. Lou I, Balentine C, Clarkson S, Schneider DF, Sippel RS, Chen H. How long should we follow patients after apparently curative parathyroidectomy? Surgery. 2017;161(1):54–61.
5. Morris LF, Lee S, Warneke CL, Abadin SS, Suliburk JW, Romero Arenas MA, et al. Fewer adverse events after reoperative parathyroidectomy associated with initial minimally invasive parathyroidectomy. Am J Surg. 2014;208(5):850–5.
6. Wilhelm SM, Wang TS, Ruan DT, Lee JA, Asa SL, Duh QY, et al. The American Association of Endocrine Surgeons Guidelines for definitive Management of Primary Hyperparathyroidism. JAMA Surg. 2016;151(10):959–68.

专家述评

自 20 世纪 90 年代以来，微创美容手术已经发展成为治疗甲状旁腺腺瘤的重要的手术方式之一。在术前明确定位的前提下，只切除病变腺体，避免术中大范围探查，明显减轻手术创伤，同时结合术中甲状旁腺激素水平变化程度评估手术彻底性，不仅兼顾了美容效果而且兼顾了较高手术成功率。

尽管微创美容手术具有很独特的优势，但是并非所有甲状旁腺肿瘤都适合此类手术方式，注意到该术式适应证的同时，更应该注意和重视该术式的禁忌证。第一，应该排除Ⅰ型多发性内分泌腺瘤（MENⅠ），一旦诊断该疾病，应当考虑尽可能切除所有甲状旁腺，需要广泛术中探查，所以该术式不适合此类疾病；第二，对于定性诊断明确，但术前影像学定位不完全明确的甲状旁腺腺瘤，由于大多需要进行颈部探查，应当谨慎采用此种手术方式；第三，对于上位甲状旁腺，由于经典解剖位置靠近喉返神经，该术式存在解剖不充分、易出血和损伤喉返神经的风险，经验不够丰富的外科医生应当慎重采取此类微创方式；第四，对于甲状腺深面甲状旁腺肿瘤或者甲状腺腺内甲状旁腺肿瘤可能会涉及到甲状腺的部分切除，也应当慎用此类手术方式；第五，不能排除是甲状旁腺癌的患者或者同时合并甲状腺肿瘤的患者，由于涉及甲状腺腺叶切除和颈部淋巴结清扫，不建议采用此类手术方式；第六，慢性肾功能不全造成的继发性或三发性甲状旁腺功能亢进患者由于切口大小和范围的限制，该手术方式也不适用。所以，对于位置相对表浅、超声及其他影像学定位明确的下位甲状旁腺,该手术方式能够兼顾手术成功率和美容效果,值得大多数外科医生采用。此外,对于美容效果有要求的患者,腔镜下特别是经腋入路腔镜下甲状旁腺手术也是一种安全可靠的手术方式,并且能够进行颈部探查,相对于微创甲状旁腺手术也具有一定优势。

所以,任何手术方式的选择,首先还是考虑疾病治疗的彻底性和安全性,在满足以上两个条件下,综合医生的个人能力,微创美容手术是一个很好的选择。

（四川大学华西医院　李志辉）

第六章　腔镜辅助甲状旁腺切除术：如何正确接近腺瘤

Marco Raffaelli ◆ **Emanuela Traini**
Celestino Pio Lombardi ◆ **Rocco Bellantone**

简介

根据外科医生的主观判断进行双侧颈部探查（bilateral neck exploration，BNE）来确定四个甲状旁腺并切除异常的甲状旁腺，多年来被认为是治疗原发性甲状旁腺功能亢进症（primary hyperparathyroidism，PHPT）的金标准。如果由有经验的专家手术，治愈率可达 95% 以上，而并发症发生率通常低于 3%[1]。

在过去 20 年中，我们见证了甲状旁腺定向和微创切除术的发展[2]，这是由术前定位方法的改进[3] 和术中 PTH（intraoperative PTH，ioPTH）监测的引入推动的[4]。

2009 年，欧洲内分泌外科医生协会（European Society of Endocrine Surgeons，ESES）表示，尽管 BNE 始终是手术治疗 PHPT 的一种选择，但 MIP 同样也是一种治疗部分散发性 PHPT 患者安全且经济的方法，尤其是在术前定位明确的情况下[5]。

2016 年，美国内分泌外科医生协会指南关于原发性甲状旁腺功能亢进症管理的内容推荐：MIP 对临床上或影像学认定为单发甲状旁腺腺瘤的患者是一种理想的治疗方法。推荐等级为强烈推荐[6]。

MIP 含有多种手术方式，包括从开放微创甲状旁腺切除术（open minimally invasive parathyroidectomy，OMIP）[7-9]到需要利用腔镜的图像放大优势的各种手术方式[10-21]。

在本章中，我们将介绍 Miccoli 等首次报告的腔镜辅助甲状旁腺切除术（MIVAP）[10]，该手术自 1998 年以来一直在我科常规开展[22]。MIVAP 是一种微创、无气腹的腔镜辅助技术，允许手术者通过极小的皮肤切口进行定向和双侧颈部探查。它再现了传统甲状旁腺切除术的步骤，内镜代表了通过狭小通道进行探查的辅助工具[23]。

多项对比研究表明，MIVAP 优于常规甲状旁腺切除术和 OMIP。MIVAP 可以减少术后疼痛，改善美容效果、有助于患者恢复[24,25]。

在本章中，我们还将强调外科医生在术前

对颈部进行超声评估以便更精准地定位甲状旁腺腺瘤的重要性，并提供一些技术建议以提高手术的成功率。

手术指征

经术前影像学（MIBI 扫描和超声检查）确诊的散发性 PHPT 患者是 MIVAP 理想的手术人群。超声显示直径大于 3cm 的甲状旁腺腺瘤通常不适合 MIVAP，因为其理论上存在包膜破裂的风险，并且在腺体剥离和取出过程中可能引起甲状旁腺细胞种植[26]。在刚开展 MIVAP 时，既往有颈部手术史、持续性或复发性甲状旁腺功能亢进、纵隔腺瘤和伴随较大的甲状腺肿被认为是 MIVAP 的禁忌证。但是，随着经验的增加，MIVAP 的适应证也有所扩大。

现在，既往有颈部手术史和胸腺内 / 胸骨后甲状旁腺腺瘤异位的部分患者也可以进行 MIVAP。因为双侧颈部探查可通过相同的中间入路进行，所以疑似多腺体病患者和术前定位成像不确定的患者均可进行 MIVAP 检查[22]。同时，如果患者符合 MIVAT 的入选标准，则在需要同时切除甲状腺的甲状腺恶性肿瘤患者也可进行 MIVAP[27]。一些作者还建议家族性 PHPT[28]和继发性甲状旁腺功能亢进[18,29]患者进行 MIVAT 术。然而，我们认为，以上建议需要通过更多的对比研究加以证实和验证。

手术技术

手术技术已经在以前章节中详细描述[30]。

患者体位及手术团队站位

患者仰卧位，颈部稍过伸。手术团队由主刀医生和两名助手组成，其中一名助理负责内镜（图 6-1）。这种方法的主要局限性之一是需要至少三名外科医生参与手术[31]。显示器位于患者的头部，第一个显示器置于患者右侧的主刀医生面前。第二个通常置于患者左侧的助手面前（图 6-1）。

麻醉

手术通常在全麻下经口气管插管进行。然而，改良局部麻醉[22]或颈深部阻滞麻醉[32]也被证实有一定的可行性。

手术操作

首先，沿中线在环状软骨和胸骨切迹之间作一个长 1.5cm 的切口（图 6-2）。皮肤切口位置较传统手术高，切口位置也可根据术前超声检查结果进行调整。在直视下尽可能打开更长的颈白线。这个过程是完全无充气的，并且不需要使用任何辅助穿刺器。将患侧甲状腺叶向内侧游离，带状肌向外侧游离，这个过程使用小型切口牵开器来保证手术空间（图 6-3）。然后通过皮肤切口置入内镜（5mm-30°）和专用的小型手术器械（直径 2mm）（图 6-4）。内镜由一名助手双手持握。因为没有任何外部支撑器械，所以可以留出足够的手术空间，这样可以根据需要，调节和改变内镜的位置。实际上，内镜的头端通常朝向患者的头部，但其方向甚至可以倒置，以便在必要时暴露和探查上纵隔（图 6-5~ 图 6-8）。此时，手术的步骤和开放式甲状旁腺切除术的步骤相同，但在内镜视野下

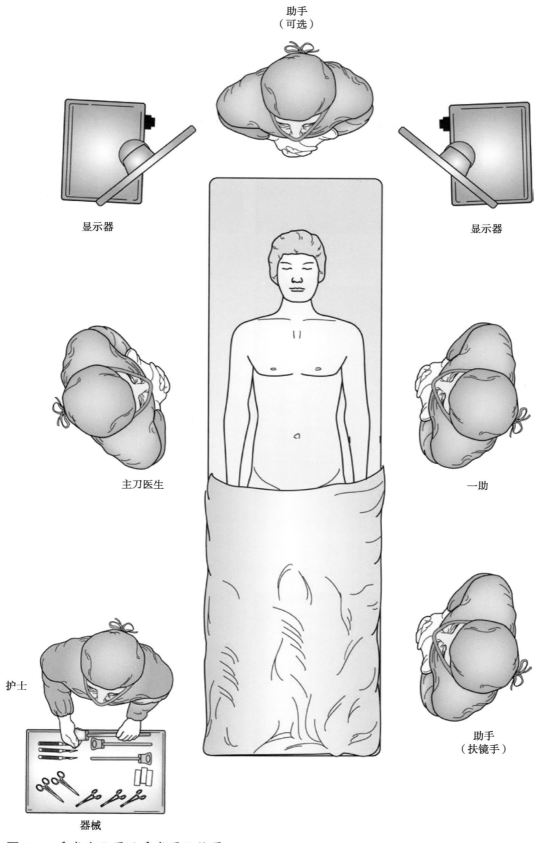

助手
（可选）

显示器　　　　　　　　　　　　　　　　　　显示器

主刀医生　　　　　　　　　　　　　　　　　一助

护士

器械

助手
（扶镜手）

图 6-1　手术室配置及手术团队位置

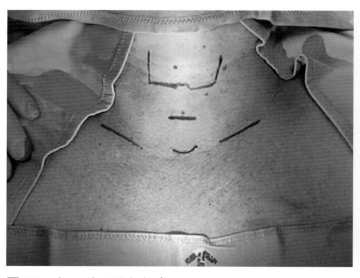
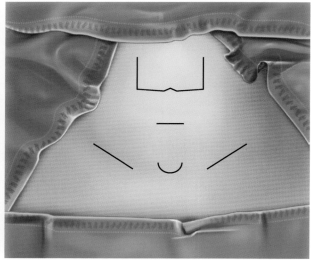

图 6-2 切口的位置与长度

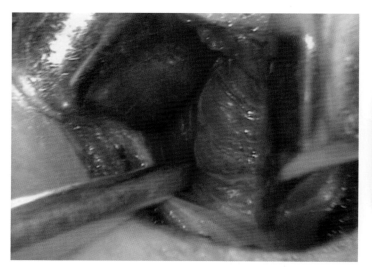
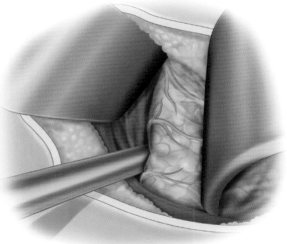

图 6-3 使用小型切口牵开器创建和维持手术空间

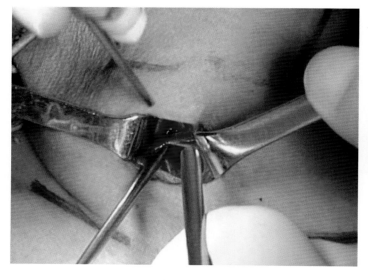
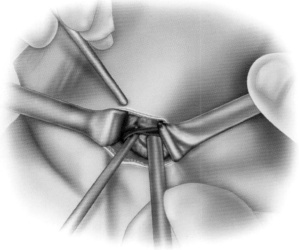

图 6-4 将 5mm-30° 内镜和 2mm 专用器械从同一路径置入

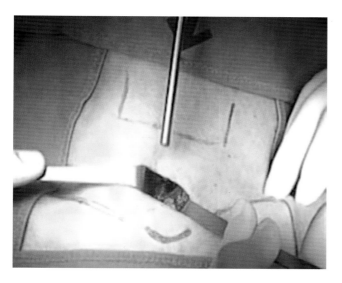
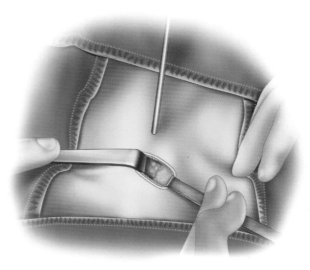

图 6-5　内镜反向放置用于探查纵隔

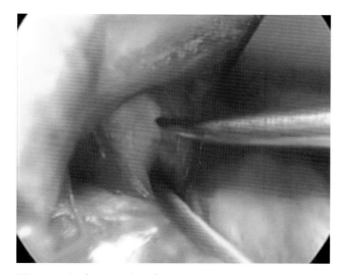
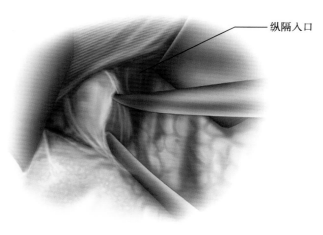

纵隔入口

图 6-6　探查纵隔的视角

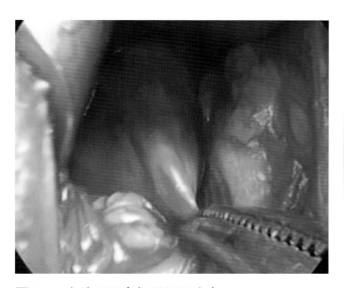
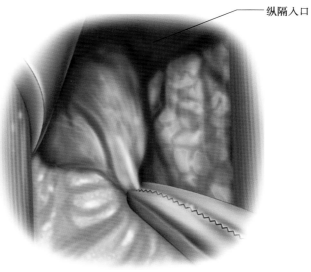

纵隔入口

图 6-7　内镜下逐步解剖纵隔肿瘤

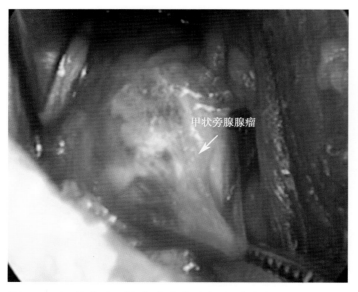

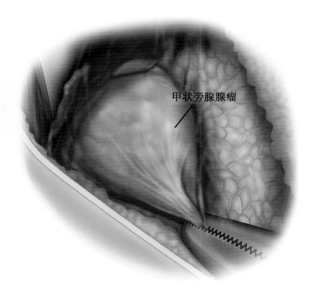

甲状旁腺腺瘤

图 6-8　纵隔腺瘤：解除胸腺脂肪组织的牵扯

的解剖，可以做到更加准确的钝性分离，减少出血（图 6-9）。首先，从带状肌群下游离出甲状腺，以便很好的暴露甲状旁腺。然后，找到喉返神经的位置（图 6-10）[通常穿过甲状腺下动脉（图 6-11）]，完成对目标甲状旁腺肿瘤的定向探查。然后，在内镜下使用刮刀形剥离子和一个吸引剥离器（Karl STORZ, Tuttlingen, Germany）对甲状旁腺腺瘤进行钝性解剖（图 6-12~ 图 6-14）。甲状旁腺腺瘤的血管蒂用

钛夹夹闭或用传统的方式结扎（图 6-15）。切断血管蒂后（图 6-16），通过皮肤切口取出腺瘤。然后检测术中 PTH 变化确认是否已经切除所有病理的甲状旁腺组织。如果 PTH 降低不明显或怀疑多腺体病，或者在术前定位不明确的情况下，可通过同样的腔镜辅助技术，经同一个皮肤切口完成双侧颈部探查。最后，检查和止血后，缝合带状肌，皮肤用皮内连续缝合或用皮肤密封剂黏合。术区不需要放置引流管。

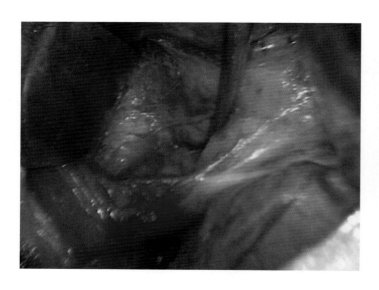

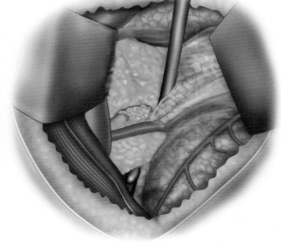

图 6-9　右上甲状旁腺部位钝性和无血解剖

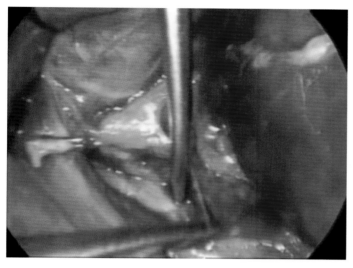
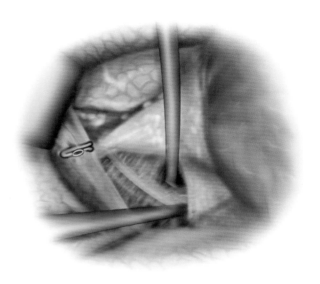

图 6-10　喉返神经的辨识

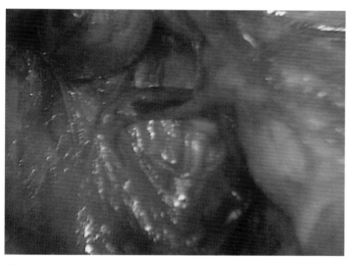
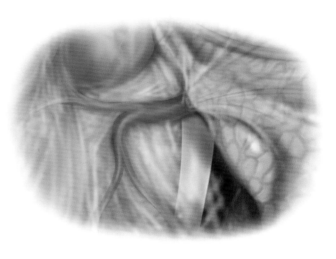

图 6-11　右上 MIVAP 时甲状腺下动脉与喉返神经的交叉点

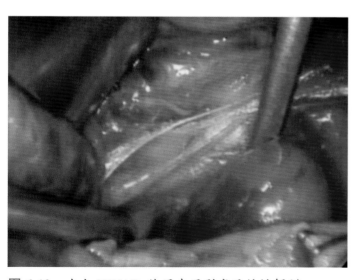
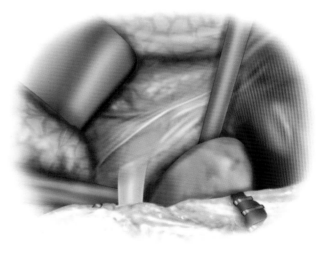

图 6-12　左上 MIVAP：使用专用剥离子钝性解剖

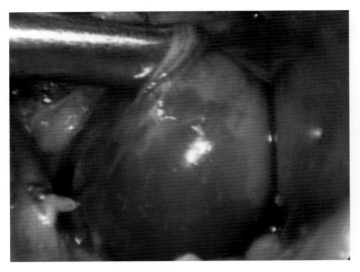
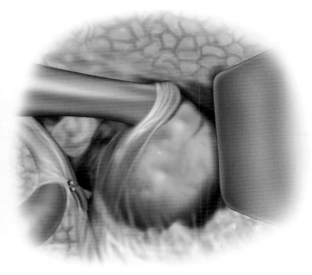

图 6-13 左上 MIVAP：使用吸引器剥离子完成解剖

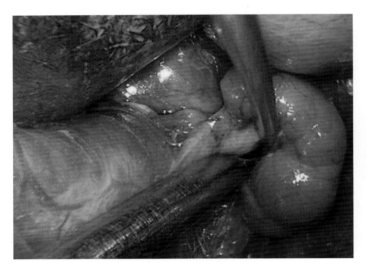
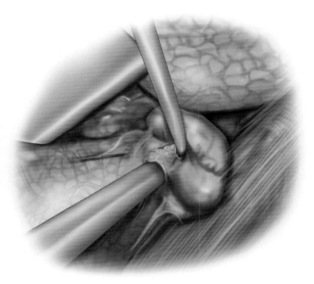

图 6-14 左下 MIVAP：甲状旁腺腺瘤血管蒂的解剖

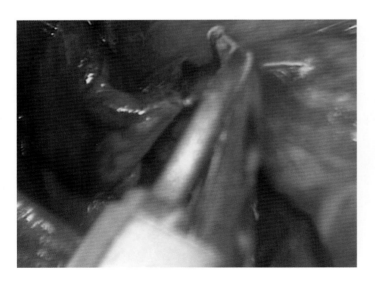
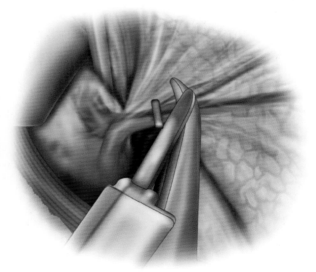

图 6-15 夹闭甲状旁腺腺瘤的血管蒂

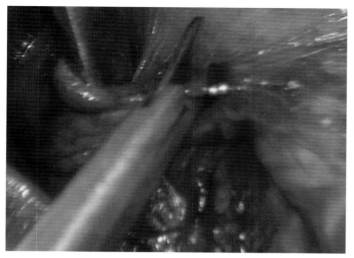
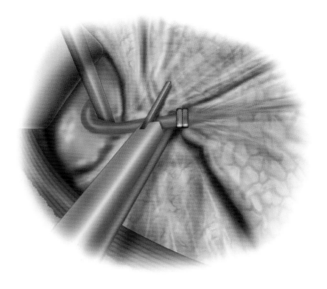

图 6-16 切断甲状旁腺腺瘤的血管蒂

外科医生掌握胚胎学和解剖学知识的重要性

外科医生对甲状旁腺胚胎学和解剖学知识的掌握程度对于甲状旁腺手术的成功实施是必不可少的。在微创技术中，胚胎学和解剖学知识在定位探查区域和减少神经损伤方面发挥着关键作用。胚胎发育 26 天，形成 5 对咽囊。甲状旁腺与第三咽囊（下 - Ⅲ甲状旁腺）中的胸腺和第四咽囊（上 - Ⅳ甲状旁腺）中的后腮体同时发育。这就决定了它们的解剖位置。上甲状旁腺通常位于环状软骨水平，位于甲状旁腺下动脉和喉返神经交汇处上方约 1cm 处，在喉返神经走行的冠状平面后方。下甲状旁腺分布更广，常位于甲状腺下极的后侧和外侧，在甲状腺下动脉与喉返神经的交汇处下方[33,34]、神经的前方[33-35]。

前文已经强调了在微创手术术前定位成像的重要性。然而，手术针对的是上甲状旁腺腺瘤还是下甲状旁腺腺瘤也很重要，尤其是在微创手术中。事实上，根据胚胎学和解剖学基础，对不同位置的甲状旁腺腺体要遵循不同的规则，有针对性地探查。因为上甲状旁腺腺瘤总是位于甲状腺后部，靠近喉部喉返神经的入口，所以当怀疑是上甲状旁腺腺瘤时，MIVAP 的皮肤切口应在环状软骨下方进行，较高的皮肤切口利于术者直接探查该区域。而当怀疑下甲状旁腺腺瘤时，应当调整皮肤切口的位置，因为它通常位于胸骨甲状肌下方的前部平面。较低的皮肤切口容易探索甲状腺胸腺韧带。此外，对胚胎学和解剖学的掌握程度也会影响喉返神经损伤的概率。针对上甲状旁腺腺瘤的手术，切除腺瘤前找到喉返神经是必不可少的。事实上，即使上甲状旁腺腺瘤容易识别和解剖，术者也应该考虑到喉返神经损伤的风险，因为喉返神经分支的走行经常靠近甲状旁腺腺瘤的血管蒂。

术者行术前超声检查的重要性

据报道，MIBI 联合颈部超声检查对甲状旁腺腺瘤定位的敏感性为 74%~90%，而单独颈部超声或 MIBI 的敏感性分别为 38%~96% 和 56%~95%[36-38]。几位作者报道了外科医生行术前超声检查对于术前更好地定位腺瘤有着重要价值。术者进行超声检查时,可以使术者直接观察甲状旁腺腺瘤并在多个平面上拍摄实时图像,并将其与甲状腺和颈部其他体表标志物相关联[39]。在他们的研究中,Soon 等人[40]发现术者进行超声定位对单个腺体疾病的敏感性为 89.9%。Van Husen 等人发现术者术前对患者进行超声检查优于超声科医生的超声检查,它们的敏感性分别为 82% 和 42%[41]。据 Solorzano 等人报道,术者执行的超声检查在识别异常甲状旁腺方面的敏感性为 76%[42],

Steward 报道的敏感性为 91%[43]。术者对颈部解剖结构的熟悉程度似乎会影响术前超声对于识别甲状旁腺腺瘤的准确性。根据我们的经验,术者进行的术前超声检查也是有优势的,因为这样可以让外科医生在手术前更直观地观察甲状旁腺腺瘤,不但便于选择颈部切口,也有利于术者选择针对上甲状旁腺(图 6-17,图 6-18)或下甲状旁腺(图 6-19)切除术的探查区域。基于以上原因,我们支持内分泌外科医生接受包括颈部超声检查的培训和教育计划。

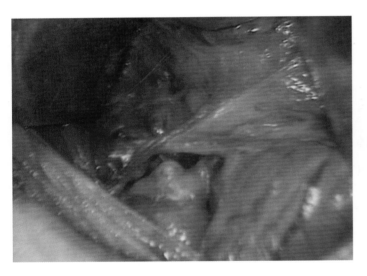

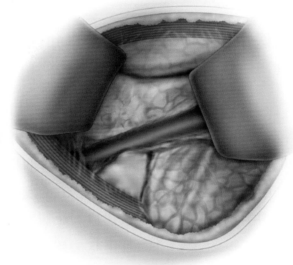

图 6-17　MIVAP：右上甲状旁腺腺瘤

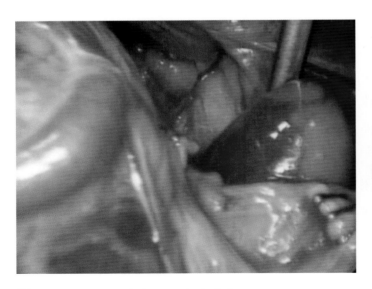

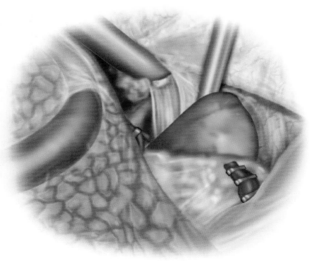

图 6-18　MIVAP：左上甲状旁腺腺瘤

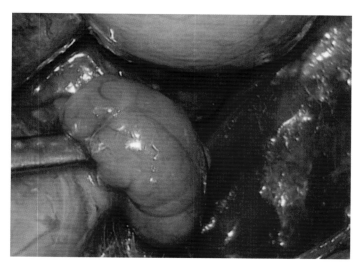
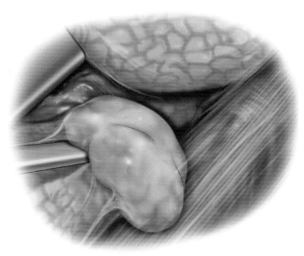

图 6-19　MIVAP：左下甲状旁腺腺瘤

MIVAP 的结论

　　几个大型回顾研究报道了 MIVAP 的短期和中期结果。Miccoli 等报道了一项为期 6 年的 350 例 MIVAP 手术的研究结果——他们的治愈率为 98.3%，其中 4 例由于假阳性 ioPTH 结果导致病灶残留。在这项大型经验性研究中，并发症发生率非常低：2.7% 的暂时性低钙血症、0.8% 的永久性神经麻痹和 0.3% 的术后出血[44]。在较小型研究中也报道了类似的结果[18]。在我们之前发表的 107 例 MIVAP 研究中，我们报告的成功率是 98.1%，其中两名患者（1.9%）术后疾病持续存在。暂时性低钙血症的发生率为 11.1%，没有永久性甲状旁腺功能减退症，也没有其他并发症发生[22]。

（贾浩　译）

参考文献

1. Duh QY. Surgical approach to primary hyperparathyroidism (bilateral approach). In: Clark OH, Duh QY, editors. Textbook of endocrine surgery. Philadelphia: WB Saunders; 1997. p. 357–63.
2. Palazzo FF, Delbridge LW. Minimal-access/minimally invasive parathyroidectomy for primary hyperparathyroidism. Surg Clin N Am. 2004;84:717–34.
3. Mazzeo S, Caramella D, Lencioni R, Molea N, De Liperi A, Marcocci C, et al. Comparison among sonography, double-tracer subtraction scintigraphy, and double phase scintigraphy in the detection of parathyroid lesions. AJR Am J Roentgenol. 1996;166:1465–70.
4. Irvin GL, Carneiro DM. Rapid parathyroid hormone assay guided exploration. Operative Tech Gen Surg. 1999;1:18–27.
5. Bergenfelz AO, Hellman P, Harrison B, Sitges-Serra A, Dralle H, European Society of endocrine surgeons. Positional statement of the European Society of Endocrine Surgeons (ESES) on modern techniques in pHPT surgery. Langenbeck's Arch Surg. 2009;394:761–4.
6. Wilhelm SM, Wang TS, Ruan DT, Lee JA, Asa SL, Duh QY, et al. The American Association of Endocrine Surgeons Guidelines for definitive management of primary hyperparathyroidism. JAMA Surg. 2016;151(10):959–68.
7. Bergenfelz A, Jansson S, Mårtensson H, Reihnér E, Wallin G, Kristoffersson A, et al. Scandinavian quality register for thyroid and parathyroid surgery: audit of surgery for primary hyperparathyroidism. Langenbeck's Arch Surg. 2007;392:445–51.
8. Udelsman R, Donovan PI, Sokoll LJ. One hundred consecutive minimally invasive parathyroid explorations. Ann Surg. 2000;232:331–9.
9. Agarwal G, Barraclough BH, Reeve TS, Delbridge LW. Minimally invasive parathyroidectomy using the "focused" lateral approach. II Surgical technique. ANZ J Surg. 2002;72:147–51.
10. Miccoli P, Pinchera A, Cecchini G, Conte M, Bendinelli C, Vignali E, et al. Minimally invasive, video-assisted parathyroid surgery for primary hyperparathyroidism. J Endocrinol Investig. 1997;20:429–30.
11. Henry JF, Defechereux T, Gramatica L, de Boissezon C. Minimally invasive videoscopic parathyroidectomy by lateral approach. Langenbeck's Arch Surg. 1999;384:298–301.
12. Yeung GH, Ng JW. The technique of endoscopic exploration for parathyroid adenoma of the neck. Aust N Z J Surg. 1998;68:147–50.
13. Cougard P, Goudet P, Bilosi M, Pescaud F. Videoendoscopic approach for parathyroid adenomas: results of a prospective study of 100 patients. Ann Chir. 2001;126:314–9.
14. Ikeda Y, Takami H, Niimi M, Kan S, Sasaki Y, Takayama J. Endoscopic total parathyroidectomy by the anterior chest approach for renal hyperparathyroidism. Surg Endosc. 2002;16:320–2.
15. Ikeda Y, Takami H, Sasaki Y, Kan S, Niimi M. Endoscopic neck surgery by the axillary approach. J Am Coll Surg. 2000;191:336–40.
16. Ohshima A, Simizu S, Okido M, Shimada K, Kuroki S, Tanaka

M. Endoscopic neck surgery: current status for thyroid and parathyroid diseases. Biomed Pharmacother. 2002;56:48s–52s.

17. Dralle H, Lorenz K, Nguyen-Thanh P. Minimally invasive video-assisted parathyroidectomy – selective approach to localize single gland adenoma. Langenbeck's Arch Surg. 1999;384:556–62.

18. Mourad M, Ngongang C, Saab N, Coche E, Jamar F, Michel JM, et al. Video-assisted neck exploration for primary and secondary hyperparathyroidism. Surg Endosc. 2001;15:1112–5.

19. Hallfeldt KK, Trupka A, Gallwas J, Horn K. Minimally invasive video-assisted parathyroidectomy. Surg Endosc. 2001;15:409–12.

20. Lorenz K, Miccoli P, Monchik JM, Düren M, Dralle H. Minimally invasive video-assisted parathyroidectomy: multi-institutional study. World J Surg. 2001;25:704–7.

21. Suzuki S, Fukushima T, Ami H, Asahi S, Takenoshita S. Video-assisted parathyroidectomy. Biomed Pharmacother. 2002;56(Suppl.1):18s–21s.

22. Lombardi CP, Raffaelli M, Traini E, De Crea C, Corsello SM, Sollazzi L, et al. Advantages of a video-assisted approach to parathyroidectomy. ORL J Otorhinolaryngol Relat Spec. 2008;70:313–8.

23. Sessa L, Lombardi CP, De Crea C, Raffaelli M, Bellantone R. Video-assisted endocrine neck surgery: state of the art. Updat Surg. 2017;69:199–204.

24. Barczyński M, Cichoń S, Konturek A, Cichoń W. Minimally invasive video-assisted parathyroidectomy versus open minimally invasive parathyroidectomy for a solitary parathyroid adenoma: a prospective, randomized, blinded trial. World J Surg. 2006;30:721–31.

25. Miccoli P, Bendinelli C, Berti P, Vignali E, Pinchera A, Marcocci C. Video-assisted versus conventional parathyroidectomy in primary hyperparathyroidism: a prospective randomized study. Surgery. 1999;126:1117–22.

26. Lombardi CP, Raffaelli M, Traini E, De Crea C, Corsello SM, Bellantone R. Video-assisted minimally invasive parathyroidectomy: benefits and long-term results. World J Surg. 2009;33:2266–81.

27. De Crea C, Raffaelli M, Traini E, Giustozzi E, Oragano L, Bellantone R, et al. Is there a role for video-assisted parathyroidectomy in regions with high prevalence of goitre? Acta Otorhinolaryngol Ital. 2013;33(6):388–92.

28. Miccoli P, Minuto M, Cetani F, Ambrosini CE, Berti P. Familial parathyroid hyperplasia: is there a place for minimally invasive surgery? Description of the first treated case. J Endocrinol Investig. 2005;28:942–3.

29. Alesina PF, Hinrichs J, Kribben A, Walz MK. Minimally invasive video-assisted parathyroidectomy (MIVAP) for secondary hyperparathyroidism: report of initial experience. Am J Surg. 2010;199:851–5.

30. Bellantone R, Lombardi CP, Raffaelli M. Encyclopédie Médico-Chirurgicale, Tecniche Chirurgiche—Chirurgia Generale. Paris, Francia: Elsevier SAS, Paratiroidectomia mini-invasiva video-assistita. 2005;46–465-A. p 1–18.

31. Lee JA, Inabnet WA. The Surgeon's armamentarium to the surgical treatment of primary hyperparathyroidism. J Surg Oncol. 2004;89:130–5.

32. Miccoli P, Barellini L, Monchik JM, Rago R, Berti PF. Randomized clinical trial comparing regional and general anaesthesia in minimally invasive video-assisted parathyroidectomy. Br J Surg. 2005;92:814–8.

33. McHenry CR. The parathyroid glands and hyperparathyroidism I. General surgery board review manual. Hosp Phys. 2001;6:1–12.

34. Phitayakorn R, McHenry CR. Incidence and location of ectopic abnormal parathyroid glands. Am J Surg. 2006;191:418–23.

35. Herrera MF, Gamboa-Dominguez A. Parathyroid embryology, anatomy and pathology. In: Clark OH, Duh QY, editors. Textbook of endocrine surgery. Philadelphia: WB Saunders; 1997. p. 277–83.

36. Lumachi F, Ermani M, Basso S, Zucchetta P, Borsato N, Favia G. Localization of parathyroid tumours in the minimally invasive era: which technique should be chosen? Population-based analysis of 253 patients undergoing parathyroidectomy and factors affecting parathyroid gland detection. Endocr Relat Cancer. 2001;8:63–9.

37. Purcell GP, Dirbas FM, Jeffrey RB, Lane MJ, Desser T, McDougall IR, et al. Parathyroid localization with high-resolution ultrasound and technetium Tc 99 m sestamibi. Arch Surg. 1999;134:824–8.

38. Geatti O, Shapiro B, Orsolon PG, Proto G, Guerra UP, Antonucci F, et al. Localization of parathyroid enlargement: experience with technetium-99 m methoxyisobutylisonitrile and thallium-201 scintigraphy, ultrasonography and computed tomography. Eur J Nucl Med. 1994;21:17–22.

39. Untch BR, Adam MA, Scheri RP, Bennett KM, Dixit D, Webb C, et al. Surgeon-performed ultrasound is superior to 99Tc-sestamibi scanning to localize parathyroid adenomas in patients with primary hyperparathyroidism: results in 516 patients over 10 years. J Am Coll Surg. 2011;212:522–9.

40. Soon PS, Delbridge LW, Sywak MS, Barraclough BM, Edhouse P, Sidhu SB. Surgeon performed ultrasound facilitates minimally invasive parathyroidectomy by the focused lateral mini-incision approach. World J Surg. 2008;32:766–71.

41. Van Husen R, Kim LT. Accuracy of surgeon-performed ultrasound in parathyroid localization. World J Surg. 2004;28:1122–6.

42. Solorzano CC, Carneiro-Pla DM, Irvin GL 3rd. Surgeon performed ultrasonography as the initial and only localizing study in sporadic primary hyperparathyroidism. J Am Coll Surg. 2006;202:18–24.

43. Steward DL, Danielson GP, Afman CE, Welge JA. Parathyroid adenoma localization: surgeon-performed ultrasound versus sestamibi. Laryngoscope. 2006;116:1380–4.

44. Miccoli P, Berti P, Materazzi G, Massi M, Picone A, Minuto MN. Results of video-assisted parathyroidectomy: single institution's six-year experience. World J Surg. 2004;28:1216–8.

专家述评

　　传统的甲状旁腺瘤手术需要通过双侧颈部探查来确定四个甲状旁腺并切除异常的甲状旁腺。近20年来，随着术前甲状旁腺瘤定位方法的改进和术中甲状旁腺激素监测的运用，推动了微创甲状旁腺瘤切除术的发展。微创甲状旁腺瘤切除术包括小切口开放甲状旁腺瘤切除术和微创腔镜辅助甲状旁腺瘤切除术。

　　1997年，意大利学者 Miccoli P 等在国际上首次报道将微创腔镜辅助技术运用于甲状旁腺瘤切除术中，借助腔镜的放大作用，通过缩小手术切口，并减少组织分离范围达到微创美容效果。同传统开放手术比较，在选择好适应证的前提下，微创腔镜辅助甲状旁腺瘤切除术在肿瘤治疗效果和并发症方面类似于传统开放手术，但术后疼痛轻于开放手术、切口美观优于开放手术，术后恢复更快。近年来，微创腔镜辅助手术发展迅速,已被进一步拓展运用于甲状腺恶性肿瘤手术中,包括中央区淋巴结清扫术、侧颈淋巴结清扫术、咽旁区淋巴结清扫术及上纵隔淋巴结清扫术,该手术是集手术安全性、肿瘤根治性、微创与美容为一体。同时该手术接近传统开放手术,学习曲线短,适合普遍开展。其缺点为该手术为相对美容手术,颈部仍然有手术切口,对于瘢痕体质患者术后美观仍不尽如意。

（浙江大学医学院附属邵逸夫医院 章德广）

第七章　微创左上甲状旁腺切除术：前路术式

Bernice Huang ◆ James Lee

引言

历史上，处理原发性甲状旁腺功能亢进症（primary hyperparathyroidism，PHPT）的经典术式是通过颈部大切口探查双侧四枚甲状旁腺，并利用术中冰冻组织切片证实切除的为甲状旁腺组织[1]。随后，新的术前影像学定位技术不断出现，包括：超声检查，放射性锝（^{99m}Tc）甲基异丁基异腈显像，单光子发射计算机断层扫描（SPECT）和四维计算机断层扫描（4D-CT）。随着上述术前影像学定位技术的发展以及术中快速检测甲状旁腺激素（PTH）的出现，微创甲状旁腺切除术与双侧颈部探查术对于多数单发腺瘤且不伴有多腺体病变的患者已经具有相同的治疗效果[2]。同时，微创甲状旁腺切除术结合术中 PTH 监测具有以下优势：手术时间短[3]；术后疼痛轻微，并且患者对手术切口的早期美容效果满意率高[4]；并发症发生率低[3,5,6]；其远期治愈率（约 97%~99%）与双侧颈部探查术并没有明显差异[5-8]，而且复发后再次手术仍然可以获得较好疗效[9]，并且仅有很低比例的患者（8%~10%）需要转为双侧探查术[8]。

个案报道

患者是一名 70 岁男性，已经被确诊为原发性甲状旁腺功能亢进症。术前通过 SPECT/CT 和 4D-CT 联合显像技术，确定病变位于左上甲状旁腺（图 7-1）。在手术室，在局麻下给患者置入一个粗的静脉导管，用于采血监测患者术中的 PTH 水平，并在手术之前，抽血检测了患者的基线 PTH 水平。患者呈仰卧位，双臂收拢。并根据医生的习惯和患者的条件选择局麻或者全麻。肩下放置肩垫使得颈部过伸并充分暴露。用 0.5% 利多卡因和 0.25% 布比卡因进行浅部和深部颈丛麻醉。

颈部用洗必泰常规消毒，铺无菌单。用 15 号刀片沿颈横纹切开一个长 2.5cm 的切口（图 7-2）。最理想的切口位置应该在离甲状腺峡部最近的皮纹上，以便于中转为双侧颈部探查术。但是对位于胸腺甲状腺韧带或者甲状旁腺未下降的病灶，切口应该距离病变位置越近越好。用电刀切开颈阔肌（图 7-3）。用

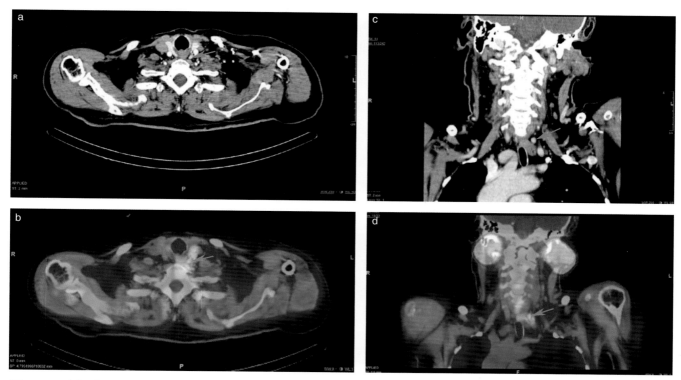

图 7-1　联合司他比锝 SPECT/CT 和 4D-CT 扫描显示左上甲状旁腺腺瘤。红色箭头指示为甲状旁腺腺瘤。（a）CT 横切图。（b）SPECT/CT 横切图。（c）CT 矢状图。（d）SPECT/CT 矢状图

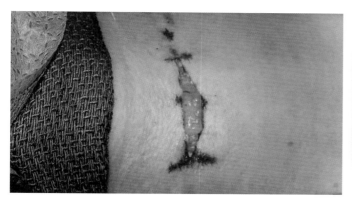

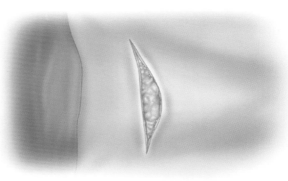

图 7-2　沿颈部自然皮纹做约 2.5cm 的切口

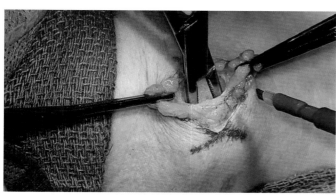

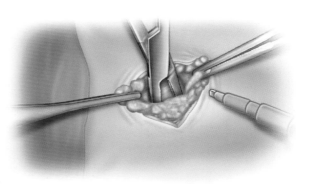

图 7-3　电刀分离颈阔肌

三个直钳牵拉颈阔肌上下两侧,防止回缩,暴露颈阔肌下层,用弯钳夹住花生米样棉球提供反向张力,随后用电刀锐性剥离(图7-4)。沿中线用电刀或者能量器械切开颈阔肌,直达甲状腺峡部(图7-5)。通过钝性和锐性分离结合,分离覆盖甲状腺的带状肌,用弯钳将带状肌拨至一边,暴露甲状腺(图7-6)。手术

的关键是紧贴甲状腺的表层进行解剖。如果将颈内筋膜的外层残留在甲状腺上,会使甲状旁腺难以辨认。继续游离甲状腺,将其翻转至气管之上,暴露甲状腺后背膜和气管食管沟。这时通常可以发现甲状腺中静脉,可根据暴露需要决定将其保留或者结扎(图7-7)。

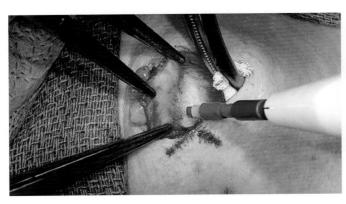
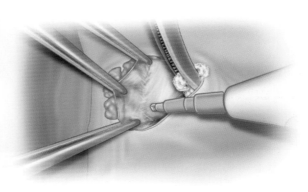

图 7-4 用电刀分离颈阔肌,暴露颈阔肌下层

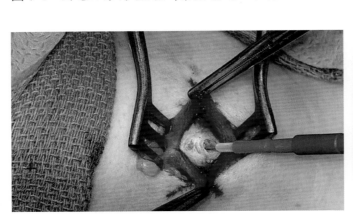
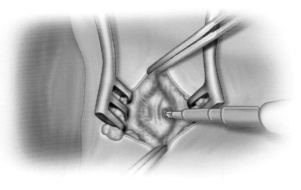

图 7-5 沿着中线用电刀或者能量器械切开颈阔肌

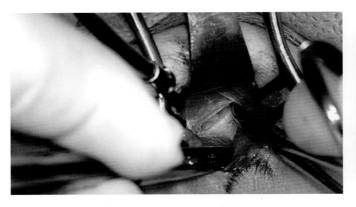
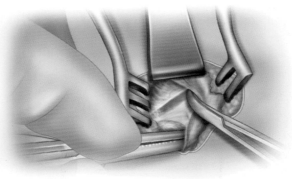

图 7-6 用弯钳将甲状腺左叶上的带状肌拨至一边

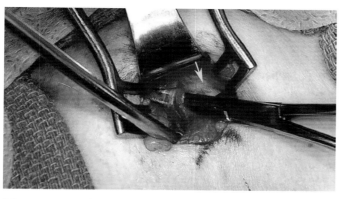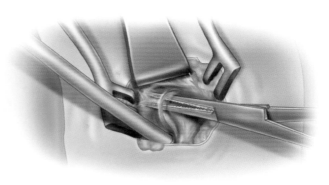

图 7-7 辨认并用能量器械结扎甲状腺中静脉，箭头所示为颈内静脉

辨识甲状旁腺腺瘤（图 7-8）。安全有效地切除甲状旁腺腺瘤的关键是在紧邻腺瘤的颈内筋膜层解剖。由于在病灶的外侧缘解剖，很容易将腺瘤从周围的组织中剥离出来（图 7-9）。当腺瘤从颈内筋膜中完全剥脱之后，血管蒂就会暴露在中间，抓取血管蒂进入腺瘤的部位向外侧牵拉（图 7-10），尤其重要的是，对于位于气管食管沟深面的上位甲状旁腺瘤需要先暴露喉返神经，因为喉返神经在这个位置十分贴近血管蒂（图 7-11）。将腺瘤用丝线结扎或者能量器械凝闭，并检测术中 PTH 的基线水平，随后结扎血管蒂，5 分钟和 10 分钟分别检测 PTH 水平（图 7-12）。将切除的组织放在平台上，对半切开，肉眼观察是否为

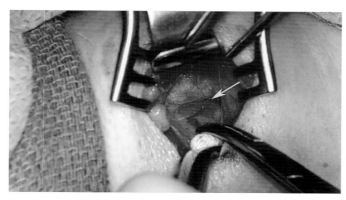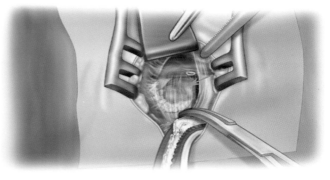

图 7-8 在典型的上位甲状旁腺解剖位置可以看见一个界限清晰的甲状旁腺腺瘤，箭头所示为腺瘤

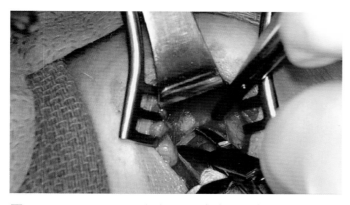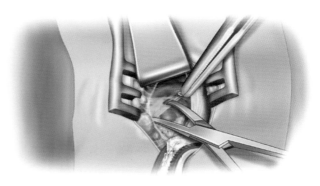

图 7-9 用 Debakey 镊轻轻上抬腺瘤，同时将侧方和内侧面的周围组织分离开

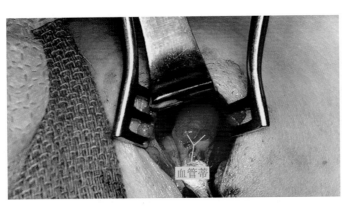
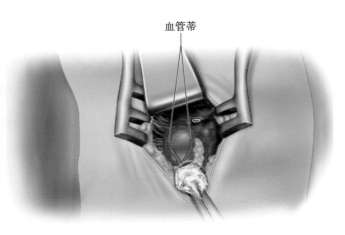

血管蒂

图 7-10　用蚊式钳分离出甲状旁腺腺瘤的血管蒂

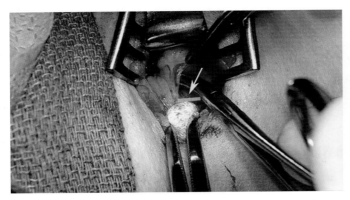
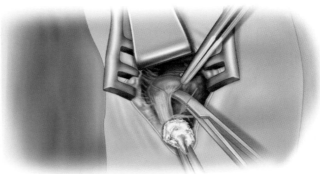

图 7-11　辨识并保护喉返神经,箭头标识为神经,神经用黄线标注

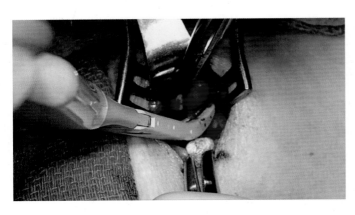
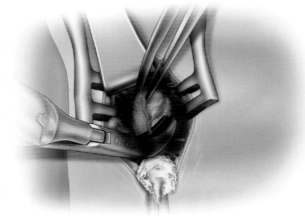

图 7-12　用能量器械横断血管蒂,分离腺瘤

甲状旁腺组织(图 7-13)。如果不能确定切除组织是否为病灶甲状旁腺组织,可以进行术中冰冻切片验证,或者细针抽吸病灶,检测洗脱液的 PTH 水平。止血完毕后,做 Valsalva 动作增加血管内压力,进一步评估有无出血点。

沿着颈白线将带状肌用 4 号线间断缝合 1 针,使其覆盖气管(图 7-14),并在其下方留下一个间隙作为安全阀门，允许血液从手术部位流至颈深筋膜浅层，防止术后出血。沿着中线将颈阔肌用 4 号线包埋式间断缝合 2 针（图 7-15）。电刀灼烧皮瓣和皮肤边缘止血（图 7-16）。皮肤用 5 号聚丙烯缝线进行皮内连续缝合，在术后 1h 无菌黏合胶凝固后，可以将缝线抽出（图 7-17）。在切口附近加压可以促进皮缘愈合并有效止血（图 7-18）。术中 PTH 水平变化的检测和评估遵循 Miami 标准。手术后 1h，在术后麻醉恢复室将皮下缝线抽出。患者在监护观察 4h 后出院，经验性口服碳酸钙片补钙 3 周。

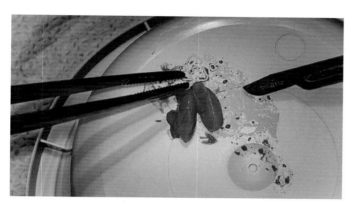
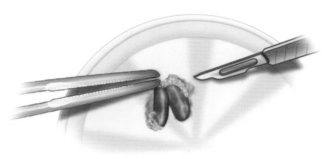

图 7-13 把切下来的组织放在台面，切开肉眼观察为典型的甲状旁腺腺瘤

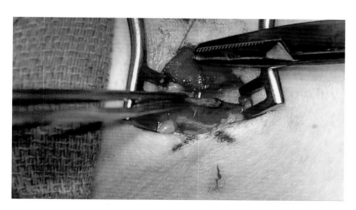
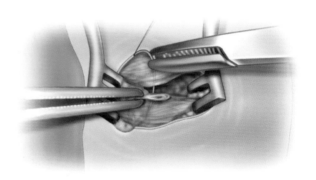

图 7-14 沿带状肌中线用强生 4 号线间断缝合 1 针

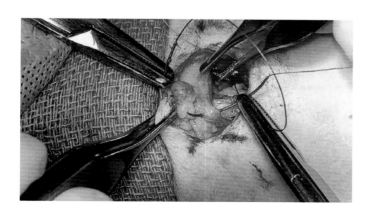
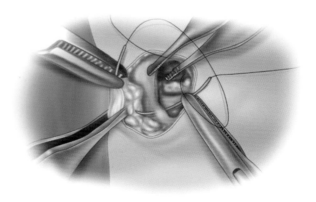

图 7-15 沿颈阔肌中线用强生 4 号线包埋式缝合 1 针

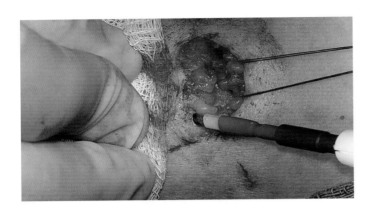
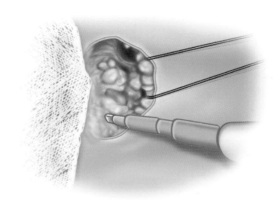

图 7-16 电刀止血

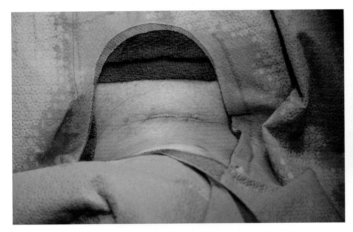
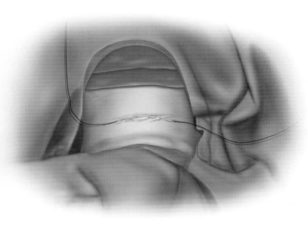

图 7-17 用聚丙烯 5 号线皮下连续缝合闭合皮肤切口

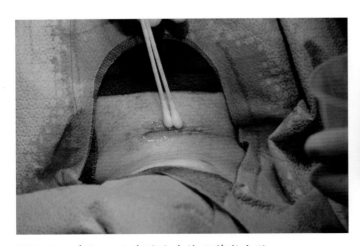
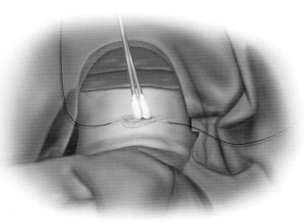

图 7-18 在切口及其周边涂抹无菌黏合胶

致谢：感谢 Amin Madani 博士提供本章节相关的图片。

（苏曦　译）

参考文献

1. Sosa JA, Udelsman R. Minimally invasive parathyroidectomy. Surg Oncol. 2001;12(2):125–34.
2. Duh QY. Presidential address: minimally invasive endocrine surgery--standard of treatment or hype? Surgery. 2003;134(6):849–57.
3. Bergenfelz A, Kanngiesser V, Zielke A, Nies C, Rothmund M. Conventional bilateral cervical exploration versus open minimally invasive parathyroidectomy under local anaesthesia for primary hyperparathyroidism. Br J Surg. 2005;92(2):190–7.
4. Slepavicius A, Beisa V, Janusonis V, Strupas K. Focused versus conventional parathyroidectomy for primary hyperparathyroidism: a prospective, randomized, blinded trial. Langenbeck's Arch Surg. 2008;292(5):659–66.
5. Singh Ospina NM, Rodriguez-Gutierrez R, Maraka S, Espinosa de Ycaza AE, Jasim S, Castaneda-Guarderas A, et al. Outcomes of parathyroidectomy in patients with primary hyperparathyroidism: a systematic review and meta-analysis. World J Surg. 2016;40(10):2359–77.
6. Udelsman R, Lin Z, Donovan P. The superiority of minimally invasive parathyroidectomy based on 1650 consecutive patients with primary hyperparathyroidism. Ann Surg. 2011;253(3):585–91.
7. McCoy KL, Chen N, Armstrong MJ, Howell GM, Stang MT, Yip L, et al. The small abnormal parathyroid gland is increasingly common and heralds operative complexity. World J Surg. 2014;38(6):1274–81.
8. Lee S, Ryu H, Morris LF, Grubbs EG, Lee JE, Harun N, et al. Operative failure in minimally invasive parathyroidectomy utilizing an intraoperative parathyroid hormone assay. Ann Surg Oncol. 2014;21(6):1873–83.
9. Morris LF, Lee S, Warneke CL, Abadin SS, Suliburk JW, Romero Arenas MA, et al. Fewer adverse events after reoperative parathyroidectomy associated with initial minimally invasive parathyroidectomy. Am J Surg. 2014;208(5):850–5.

专家述评

对疾病的认识、诊疗方法的改进从来都离不开科学技术的进步。科学技术的进步可推动医学的发展。我们对原发性甲状旁腺功能亢进症的认识和诊疗的改进就是一个典型案例。在20 世纪 70 年代以前原发性甲状旁腺功能亢进症被普遍认为是一种少见病，但随着多通道自动分析仪的出现，血钙检测变得触手可及，更多的原发性甲状旁腺功能亢进症被发现，医务工作者对其认识也由少见病转为常见病。随着放射性锝（^{99m}Tc）甲基异丁基异腈显像，单光子发射计算机断层扫描（SPECT）和四维计算机断层扫描（4D-CT）等新的影像学技术的发展，原发性甲状旁腺功能亢进症的术前影像学定位技术也变得多样化，定位的准确性也更高，特别是异位病变甲状旁腺的检出率更高。

原发性甲状旁腺功能亢进症根据病理类型分为甲状旁腺腺瘤、甲状旁腺增生和甲状旁腺癌等，病变数目可以是单个或多个。但以单个的甲状旁腺腺瘤多见，其占总原发性甲状旁腺功能亢进症的 80%。这也就为微创甲状旁腺切除术（minimally invasive parathyroidectomy，MIP）手术术式提供了一定的理论基础。其次是术中血清甲状旁腺激素的快速检测为手术成功的界定提供了重要的判断依据。

前路术式的微创甲状旁腺切除术相比较于传统双侧探查手术有着明显的优势，特别是对于缩短平均住院日，减少患者手术创伤方面。本节中的手术案例，对于手术步骤有着详细的讲解，并辅以清晰的手术图片及示意图加以说明，对于初学者特别是低年资的外科医生有着重要帮助。且本案例做到了出血的精准控制，省去了颈部引流管的放置，体现了加速康复外科的理念。

（哈尔滨医科大学附属第一医院　代文杰）

第八章　微创甲状旁腺切除术：左下甲状旁腺定向切除术

Mahsa Javid ◆ Denise Carneiro-Pla

引言

自 1990 年代初,甲状旁腺切除术的术式已经发生了改变。最初,双侧颈部探查术并探查四枚甲状旁腺,是治疗原发性甲状旁腺功能亢进症的标准术式[1]。随着对术前病变腺体的精准定位和术中确认生化治愈方法的出现,微创甲状旁腺切除术(MIP),即甲状旁腺定向切除术的应用愈加广泛[2]。微创甲状旁腺切除术的手术时间短,同时可减少住院时间并节约医疗成本[3]。

微创甲状旁腺切除术前需要通过超声、核素显像或者四维 CT 显像来定位病变甲状旁腺的位置[4]。联合两种影像学检查能使术前定位具有很高的敏感性[5,6]。但是,单纯根据超声阳性定位的准确性也很高,其对于甲状旁腺病变的成功定位能减少有创性检查带来的潜在风险并节约医疗资源[7,8]。对于确诊为原发性甲状旁腺功能亢进症的患者,如果影像学检查为阴性,则可能为多腺体病变(MGD),这种情况可能不适合行微创甲状旁腺切除术。然而,一部分患者可通过术中 PTH 监测,成功实施单侧颈部探查手术[9]。

目前已有关于多种微创甲状旁腺切除术入路的报道,例如中间入路,侧入路,腔镜辅助以及近期出现的经口入路[10-13]。其中最常用的手术入路是中间入路,仅需要一个小的弧形切口[11]。在侧入路术式中,一般在目标甲状旁腺表面的皮肤直接做横向小切口,然后直接找到气管前带状肌和胸锁乳突肌间隙[12]。经口入路是一种体表无瘢痕手术,一般在口腔前庭做三个小切口,利用腔镜设备和 CO_2 来维持从口腔到胸骨上切迹的颈阔肌下方工作空间[13]。

尽管已有微创甲状旁腺切除的各种入路方法,但通过术中 PTH 监测(IPM)评估甲状旁腺病灶是否切除干净仍至关重要,这有助于在术中准确预测手术的成功率[14]。目前,已经有许多标准可用于判断术中是否完整切除病灶和预测术后血钙,然而,术者的经验与个人判断对于甲状旁腺切除术的成功仍然十分重要,尤其是对于症状不典型的患者[15,16]。从 20 世纪 90 年代以来,联合术中 PTH 监测指导下的定向甲状旁腺切除术已经被证实与探查四枚甲状旁腺的双侧颈部探查术具有同样疗效，兼具上述的附加优点[11,14]。因此，这种术式已成为大多数甲状旁腺疾病专科中心的标准治疗方法。

个案报道

患者为 62 岁男性，经生化指标确诊为原发性甲状旁腺功能亢进症，同时伴有骨质疏松和神经认知障碍的症状。患者血钙 12.0mg/dL（参考值：8.4~10.3mg/dL），血清 PTH 150pg/mL（参考值：8.5~77.1pg/mL），24h 尿钙定量升高（460mg）。有维生素 D 缺乏病史，但已通过替代治疗将 25-羟基维生素 D 维持在正常范围内。术前颈部超声检查未发现甲状腺结节，但发现左侧中央区有一枚肿大的甲状旁腺，位于甲状腺下方（图 8-1）。拟在术中 PTH 监测指导下行左下甲状旁腺切除术，术前常规签署知情同意书。

在手术室，患者取仰卧位，插入气管插管进行吸入性全身麻醉，并使用术中神经监测仪进行实时监测。随后将患者固定为上半身抬高体位（图 8-2）。患者头部垫头圈支撑并采取颈部过伸位，在左上肢置入动脉通路，随后双臂收拢于身体两侧。在肘前静脉置入 16 号导管用于术中采血，但是在这种体位下进行术中抽血通

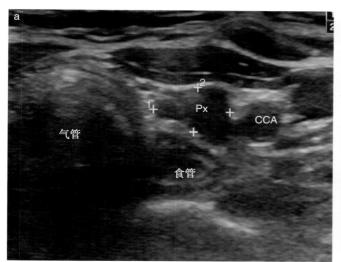
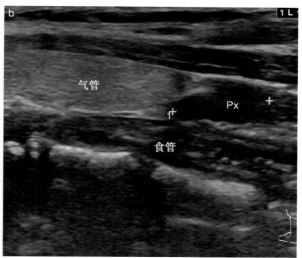

图 8-1 （a）颈部左侧中央区超声横切图，显示的低回声区域可能是左侧甲状旁腺腺瘤。（b）同一个甲状旁腺（Px）的纵切面。CCA，颈总动脉

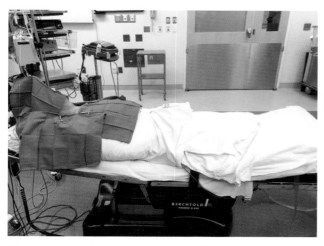
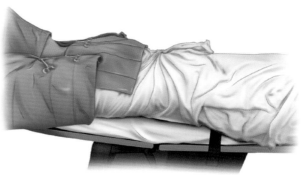

图 8-2 患者在上肢置入动脉导管后，头抬高、颈部过伸，手臂收拢于躯干两侧

常会遇到问题。待患者摆好体位后,开始采集第一管血样(在手术开始前)。应用连续加压设备预防静脉血栓形成,并于四肢放置护垫以防神经血管损伤。摆好体位后,术中超声可用于定位患者甲状旁腺腺瘤的位置,以及辅助确定切口的水平。患者颈部用无菌洗必泰消毒,然后铺巾。术者使用手术用放大镜和头灯。

用15号刀片在锁骨头上一横指处的颈部皮纹上做一个3cm长的弧形切口(图8-3a、b)。用电刀切开皮下组织及颈阔肌(图8-4)。利用

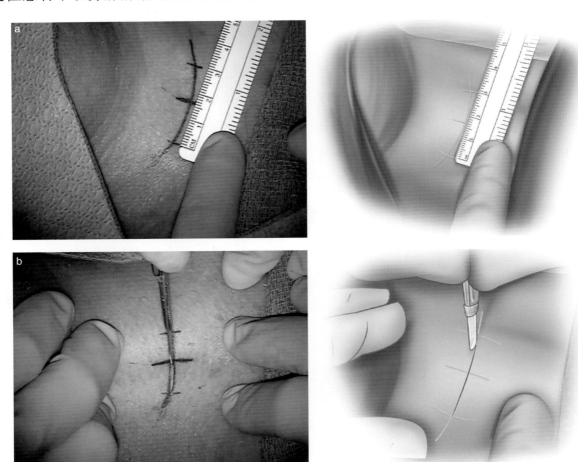

图8-3　为术后切口美观,用15号刀片沿颈部皮纹做一个3cm的横切口

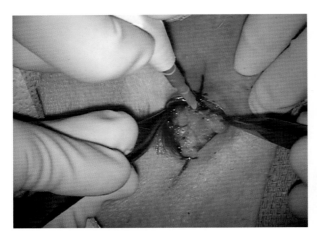
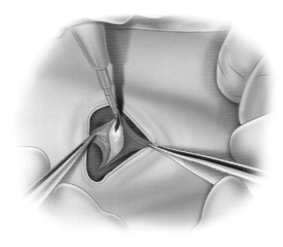

图8-4　用镊子夹住颈阔肌两侧,用电刀切开颈阔肌

皮勾牵拉颈阔肌上下两侧游离皮瓣（图 8-5）。沿着无血管的颈白线纵向切开（图 8-6a、b）。拉钩拉开左侧带状肌，然后可以暴露甲状腺，并向内侧牵拉（图 8-7）。

如果甲状腺中静脉妨碍向内侧牵拉甲状腺，可以将其离断。颈部中央区探查的第一步是分离颈总动脉外侧和颈内静脉内侧，用神经刺激探头来刺激迷走神经（图 8-8）。把带状肌

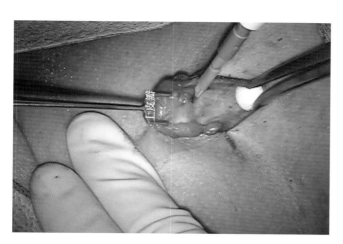
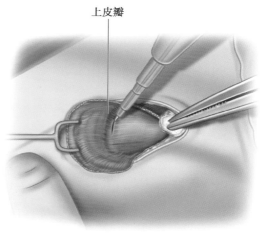

图 8-5　利用皮勾和花生米样棉球牵拉上下两侧的颈阔肌，在颈阔肌下游离上下皮瓣

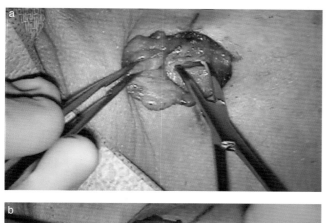
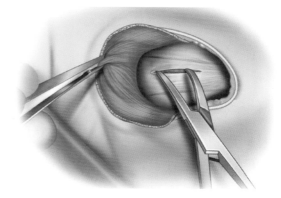

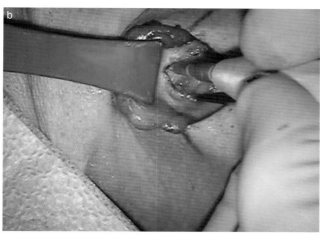
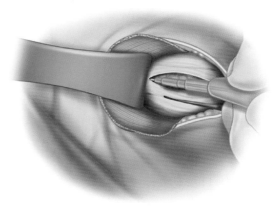

图 8-6　识别无血管区域的颈白线，并沿其纵向切开带状肌

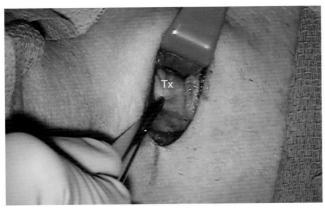
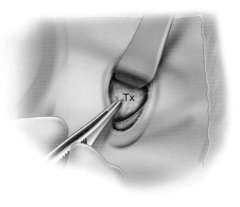

图 8-7 将带状肌向外侧牵拉，显露左侧甲状腺叶并向内侧牵拉。Tx，甲状腺

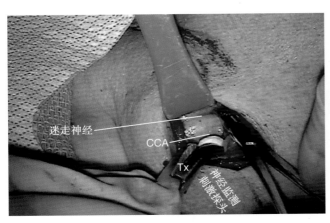
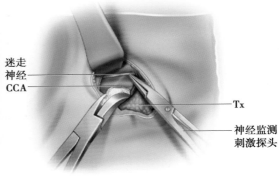

图 8-8 在切除甲状旁腺之前检查迷走神经信号，证实喉返神经功能正常，以及神经监测仪的位置正确。CCA 颈总动脉；Tx，甲状腺

群向外侧牵拉很重要，如此可以容易地显露颈动脉鞘，但没有必要打开颈动脉鞘来刺激迷走神经。在大多数患者中，当神经监测仪刺激电流设置为 3mA 时，即可获得迷走神经肌电信号，由此确认导管的位置和神经功能是否正常。将刺激探头轻轻地按压在颈总动脉外侧和颈内静脉内侧之间，通常会获得一个清晰有效的迷走信号，并且可在神经监测仪屏幕上看到波形。在中央区探查手术开始前确认神经功能完好，并在术中间断刺激喉返神经，即可在结扎中央区血管时不用特意游离并探查全段喉返神经。

图 8-9 显示了在不用打开颈动脉鞘的情况下，如何利用神经监测探头刺激迷走神经。术

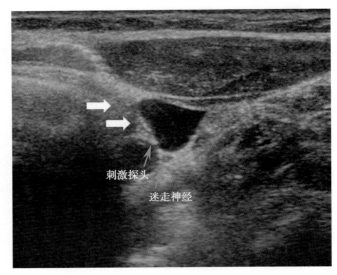

图 8-9 超声显示神经刺激探头接触了迷走神经。在没有打开颈动脉鞘的情况下完成了对迷走神经的刺激。白色箭头为神经刺激探头；绿色箭头（PROBE）指示神经刺激探头的末端

前超声显示在左侧甲状腺下极下方可见一个肿大的甲状旁腺（图8-10）。

在术中神经监测辅助下，将甲状旁腺腺瘤从周围组织中游离出来，结扎血管蒂，将腺瘤切除（图8-11a、b）。同时进行第二次术中PTH检测（0分钟或者切除腺瘤前）。然后在切除腺瘤第5、10和20分钟后依次取血样，随后做或不做Valsalva动作寻找止血点止血。用神经探头刺激左侧迷走神经，在定向探查手术结束时发现肌电信号完好，确认整个喉返神经功能完好无损（图8-12）。用生理盐水冲洗切口后吸干（图8-13）。使用4-0普迪思缝线连续缝合带状肌（图8-14）。然后使用4-0PDS缝合线间断缝合颈阔肌（图8-15）。

判定甲状旁腺病变被彻底切除的标准为：

PTH较切除前或者切除0分钟的最高值下降50%以上，腺体切除10分钟后PTH恢复正常；PTH较最初的最高值下降65%以上。如果不符合这些标准，则需要在腺体切除20分钟后再次检测。此时PTH应该下降50%以上，并在正常范围内。本例患者的术中PTH检测结果如下：

- 手术开始前：108pg/mL
- 切除0分钟：43pg/mL
- 切除后5分钟：24pg/mL
- 切除后10分钟：15pg/mL

在PTH下降充分后，使用一个新的15号刀片修剪皮肤切缘，去除损坏的组织，提高伤口愈合的质量（图8-16a、b）。然后用电刀止血，小心不要灼伤皮肤和真皮组织。然后用5个0

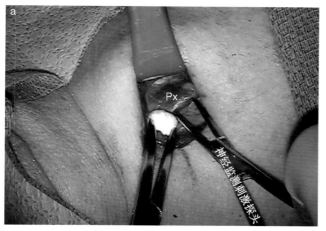

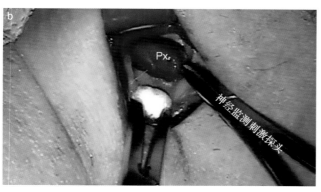

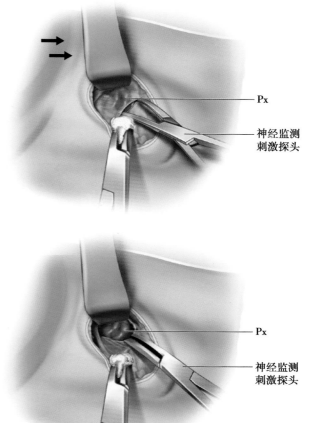

图8-10　术前超声定位发现的左下甲状旁腺瘤。这种甲状旁腺（Px）始终都是用神经监测血管探钳来分离的

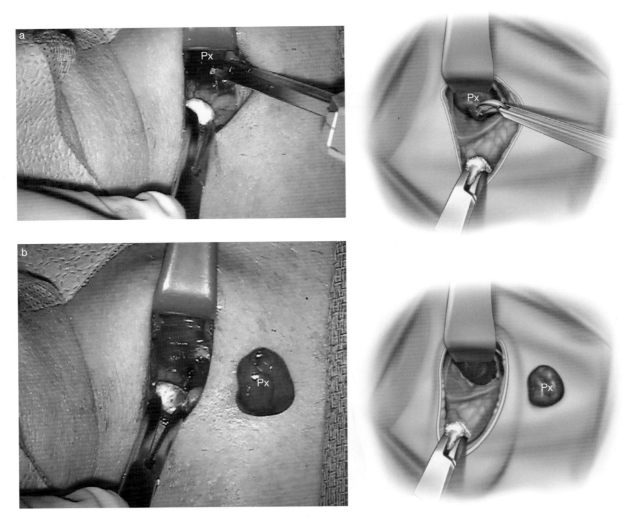

图 8-11　（a）用神经监测血管探钳从周围组织中分离甲状旁腺腺瘤。（b）用小血管夹结扎血管蒂，然后第二次检测术中 PTH 水平（0 分钟或者腺瘤切除前）。Px：甲状旁腺

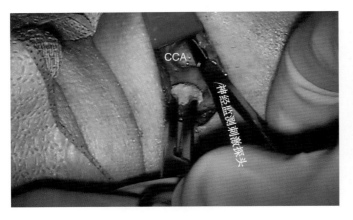
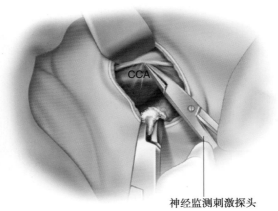

图 8-12　神经监测血管探钳用来刺激颈动脉鞘中的左侧迷走神经，确保肌电信号正常，证实喉返神经功能完好。CCA：颈总动脉

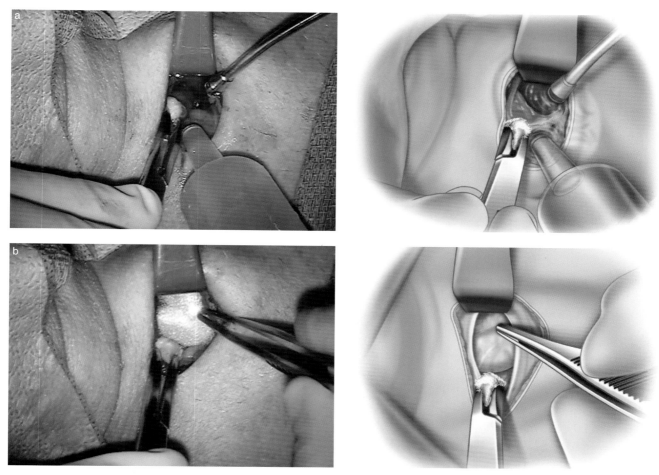

图 8-13 （a）止血后用生理盐水冲洗伤口。（b）填塞止血纱布止血

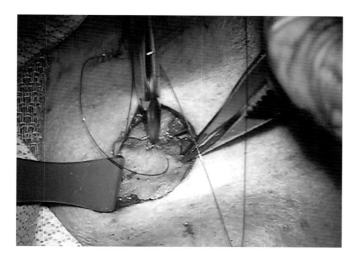

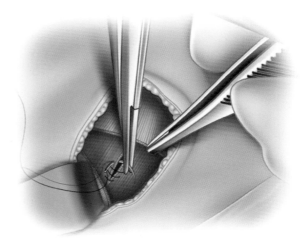

图 8-14 避开颈前静脉，缝合颈白线

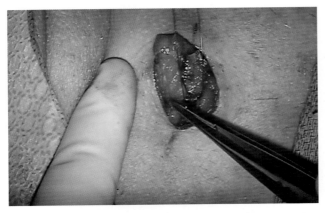
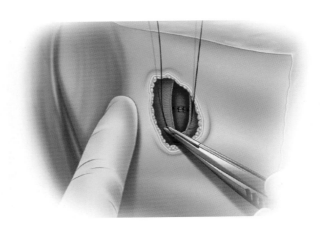

图 8-15   外翻缝合颈阔肌，恢复颈部正常解剖层次

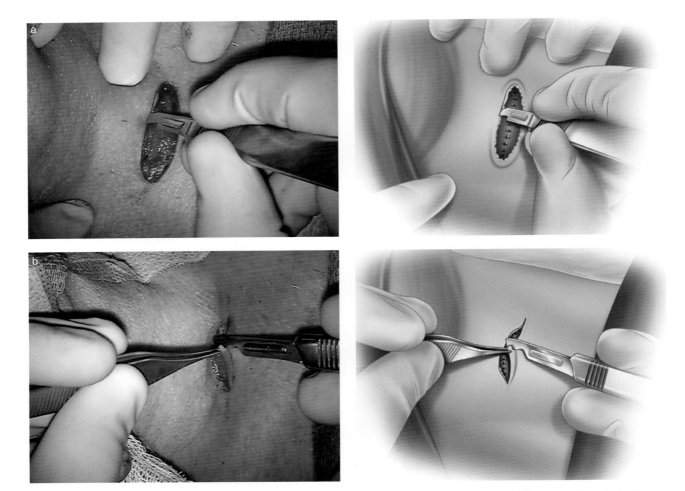

图 8-16   用 15 号刀片切除损坏的皮缘，确保伤口愈合质量。使用电刀止血，不烧灼真皮层以防止皮肤烧伤

单乔可吸收缝线皮内缝合，应用组织胶和胶条黏合皮肤（图 8-17a-c）。术后 1 周门诊随访，患者恢复良好，伤口愈合很好。血钙为 9.8mg/dL，血 PTH 34.8pg/mL。

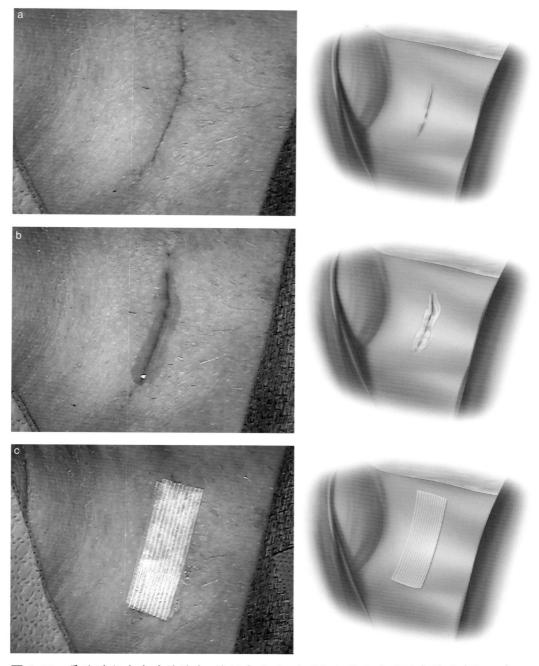

图 8-17　最终进行皮内连续缝合，缝好皮肤后，应用组织胶和皮肤胶条覆盖在切口表面

（苏曦　译）

参考文献

1. Egan RJ, Scott-Coombes DM. The surgical management of sporadic primary hyperparathyroidism. Best Pract Res Clin Endocrinol Metab. 2018;32(6):847–59.
2. Kountakis SE, Maillard AJ. Parathyroid adenomas: is bilateral neck exploration necessary? Am J Otolaryngol. 1999;20(6):396–9.
3. Johnson LR, Doherty G, Lairmore T, Moley JF, Brunt LM, Koenig J, et al. Evaluation of the performance and clinical impact of a rapid intraoperative parathyroid hormone assay in conjunction with preoperative imaging and concise parathyroidectomy. Clin Chem. 2001;47(5):919–25.
4. Uruno T, Kebebew E. How to localize parathyroid tumors in primary hyperparathyroidism? J Endocrinol Investig. 2006;29(9):840–7.
5. Scattergood S, Marsden M, Kyrimi E, Ishii H, Doddi S, Sinha P. Combined ultrasound and Sestamibi scintigraphy provides accurate preoperative localisation for patients with primary hyperparathyroidism. Ann R Coll Surg Engl. 2019;101(2):97–102.
6. Kutler DI, Moquete R, Kazam E, Kuhel WI. Parathyroid localization with modified 4D-computed tomography and ultrasonography for patients with primary hyperparathyroidism. Laryngoscope. 2011;121(6):1219–24.
7. Solorzano CC, Carneiro-Pla DM, Irvin GL 3rd. Surgeon-performed ultrasonography as the initial and only localizing study in sporadic primary hyperparathyroidism. J Am Coll Surg. 2006;202(1):18–24.
8. Deutmeyer C, Weingarten M, Doyle M, Carneiro-Pla D. Case series of targeted parathyroidectomy with surgeon-performed ultrasonography as the only preoperative imaging study. Surgery. 2011;150(6):1153–60.
9. Scott-Coombes DM, Rees J, Jones G, Stechman MJ. Is unilateral neck surgery feasible in patients with sporadic primary hyperparathyroidism and double negative localisation? World J Surg. 2017;41(6):1494–9.
10. Melfa GI, Raspanti C, Attard M, Cocorullo G, Attard A, Mazzola S, et al. Comparison of minimally invasive parathyroidectomy under local anaesthesia and minimally invasive video-assisted parathyroidectomy for primary hyperparathyroidism: a cost analysis. G Chir. 2016;37(2):61–7.
11. Laird AM, Libutti SK. Minimally invasive parathyroidectomy versus bilateral neck exploration for primary hyperparathyroidism. Surg Oncol Clin N Am. 2016;25(1):103–18.
12. Agarwal G, Barraclough BH, Reeve TS, Delbridge LW. Minimally invasive parathyroidectomy using the 'focused' lateral approach. II. Surgical technique. ANZ J Surg. 2002;72(2):147–51.
13. Sasanakietkul T, Jitpratoom P, Anuwong A. Transoral endoscopic parathyroidectomy vestibular approach: a novel scarless parathyroid surgery. Surg Endosc. 2017;31(9):3755–63.
14. Irvin GL 3rd, Solorzano CC, Carneiro DM. Quick intraoperative parathyroid hormone assay: surgical adjunct to allow limited parathyroidectomy, improve success rate, and predict outcome. World J Surg. 2004;28(12):1287–92.
15. Carneiro DM, Solorzano CC, Nader MC, Ramirez M, Irvin GL 3rd. Comparison of intraoperative iPTH assay (QPTH) criteria in guiding parathyroidectomy: which criterion is the most accurate? Surgery. 2003;134(6):973–9; discussion 9–81.
16. Javid M, Callender G, Quinn C, Carling T, Donovan P, Udelsman R. Primary hyperparathyroidism with normal baseline intraoperative parathyroid hormone: a challenging population. Surgery. 2017;161(2):493–8.

专家述评

近年来，国内原发性甲状旁腺功能亢进症（PHPT）发病率逐渐增高，已成为继糖尿病、骨质疏松后的第三大常见内分泌系统疾病。PHPT 是由于甲状旁腺分泌过多的 PTH 引起的钙、磷和骨代谢紊乱的全身性疾病；病理类型有腺瘤、增生和腺癌 3 种，其中 85% 的 PHPT 是由单发腺瘤引起的。值得注意的是，部分原发性甲状旁腺功能亢进症可能是多发性内分泌腺瘤 I 型和 IIa 型中的表现，需要注意鉴别诊断。

甲状旁腺切除术是 PHPT 最有效治疗手段，而围手术期处理是 PHPT 患者手术治疗的重要环节，其中高钙血症，特别高钙危象的处理是围手术期处理的重点。

甲状旁腺切除术前定位诊断对于手术方案的设计至关重要。常用的术前定位检查方法有超声、核素显像、CT/ 四维 CT（4D-CT）成像及 MRI 等。SPECT/CT 断层融合显像与 MIBI 双时相显影法的结合，对于 PHPT 定性和定位诊断具有较高特异性和敏感性。

传统的 PHPT 手术方式多为双侧颈部探查术，术前缺乏精确定位，不可避免会出现漏切或者探查操作影响正常甲状旁腺血供等问题。随着技术发展，对于大多数定位明确的单发腺瘤 PHTH 患者，采用影像引导下的微创甲状旁腺切除术已经成为最主要的手术方式；手术方式可选择小切口微创甲状旁腺切除术，或腔镜/腔镜辅助手术。如果术前怀疑同时存在多个甲状旁腺病变（multigland disease，MGD），进行双侧颈部探查仍是提高治愈率的重要手段。

甲状旁腺切除术中应对甲状旁腺病变性质及手术切除效果进行评估。术中快速冰冻病理学检查可明确切除病变组织是否为甲状旁腺，协助判断病变甲状旁腺的性质；如高度怀疑甲状旁腺癌，则需扩大手术范围。另外，术中免疫胶体金 PTH 检测试纸的应用，可以在数分钟内帮助鉴别病灶是否为甲状旁腺来源。术中 PTH 监测（intraoperative PTH monitoring, IOPM）可实时评估术中甲状旁腺功能状态，判断手术是否成功，对保证多腺体病变的完全切除有积极

意义，应当严格执行。

低钙血症是 PHPT 术后患者较常见反应，也是引起患者短期内再次住院的主要原因之一。术后可采取预防性补充钙剂来减少严重的暂时性低钙血症的发生。

（华中科技大学同济医学院附属同济医院
李兴睿）

第九章　腔镜辅助下左上甲状旁腺切除术

Alexander Shifrin

序言

1996 年，Michel Gagner 提出了腔镜下甲状旁腺切除术，1997 年 Paolo Miccoli 报道了腔镜辅助甲状旁腺切除术（MIVAP）的使用，不久后，1999 年，JF Henry 报道了通过侧入路的腔镜辅助甲状旁腺切除术[1-7]。Miccoli 等报道 270 例接受腔镜辅助下甲状旁腺切除术的患者中，8% 转为开放手术。患者术后美容效果明显改善，痛感减少[8]。JF Henry 提出的微创甲状旁腺切除术，不仅切口小，而且手术创伤轻微。微创的概念是指手术切口小于 3cm，并可同时满足对甲状旁腺的手术操作。微创意味着更少的麻醉时间、手术时间和术后疼痛感，以及低并发症发生率和较高的长期成功率[9]。

步骤

患者确诊为原发性甲状旁腺功能亢进症，术前定位手段包括外科医生操作的甲状旁腺超声和核素扫描均提示：左上甲状旁腺瘤。

患者体位

患者仰卧位，无须肩垫头圈。

手术器械

1. 30° 5mm 内镜
2. 电刀或超声刀等能量器械
3. Adson 止血钳
4. 专用甲状腺拉钩（Stortz）
5. Miccoli 钝性剥离器（spatula）（Stortz）
6. Miccoli 吸引器剥离子（spatula）（Stortz）
7. Miccoli 抓钳（Stortz）
8. Debakey 镊
9. 小直角钳
10. 喉返神经监测设备
11. 5cm 夹钳
12. Miccoli 甲状腺套装的组织剪（Stortz）

沿自然颈纹处做长约 2.0cm 的手术切口标记，用 15 号手术刀切开皮肤和皮下脂肪（图 9-1），使用电刀横切颈阔肌（图 9-2），并在上、下两侧游离颈阔肌皮瓣（图 9-3）。用电刀打开颈中线（图 9-4）。用 Adson 止血钳牵起带状肌以保护下面的组织免受烧灼。当带状肌

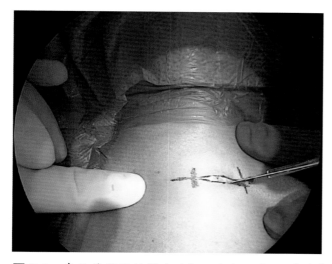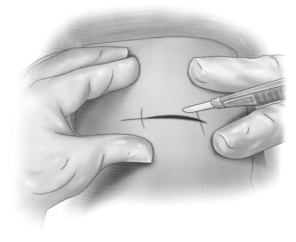

图 9-1　在天然颈纹处做皮肤切口标记；用 15 号手术刀做 2.0cm 长切口

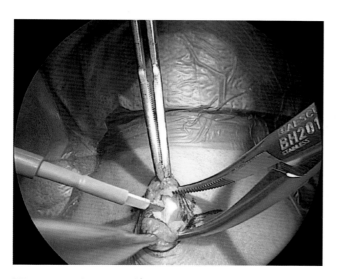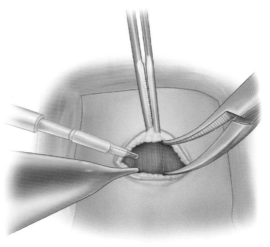

图 9-2　用电刀沿血管钳上方横断颈阔肌，然后切开血管钳下方组织

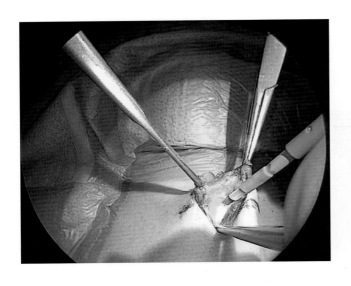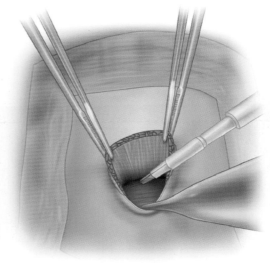

图 9-3　分离颈阔肌皮瓣。在颈阔肌上方和下方分别用电刀游离皮瓣

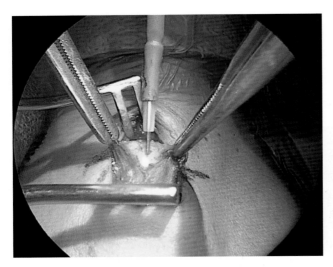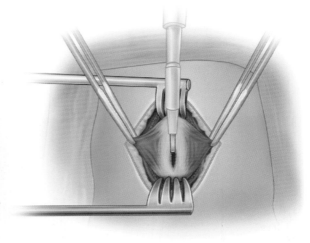

图 9-4　在中线处分离带状肌。用电刀切开颈白线，Adson 止血钳用于提起两侧带状肌

被拉向外侧时，可发现进入甲状腺外侧间隙的通路。通过 Miccoli 组织牵引器把带状肌牵向外侧，并用"花生米"将甲状腺推向内侧并上抬（图 9-5）即可暴露甲状腺左叶。首先将 30° 5mm 内镜从切口一侧伸入手术区域内，然后用 Adson 止血钳处理甲状腺中静脉（图 9-6）。如果甲状腺中静脉在手术操作野中，则可将其

分离。使用 Miccoli 钝性剥离子（spatula）将覆盖在甲状旁腺腺瘤前部的组织直接剥离（图 9-7）。使用 Adson 止血钳游离甲状旁腺腺瘤的上方和下方（图 9-8，图 9-9），用 Debakey 镊夹住甲状旁腺腺瘤，用小直角钳游离血管蒂周围组织。将直角钳从后方把血管蒂向上抬起（图 9-10）。如果有少量渗血，可以使用吸引

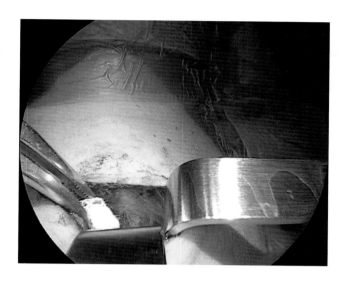

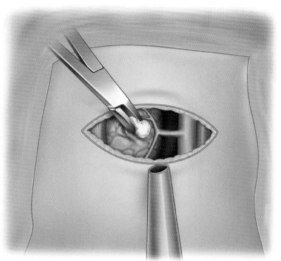

图 9-5　游离甲状腺腺叶。用甲状腺拉勾把带状肌牵向外侧，并用"花生米"将甲状腺推向内侧并上抬，暴露甲状腺外侧间隙。然后将 30° 5cm 内镜从切口一侧伸入手术区域内

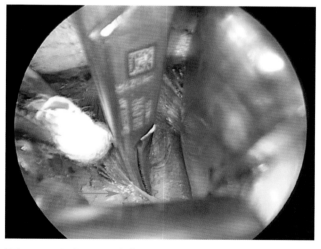

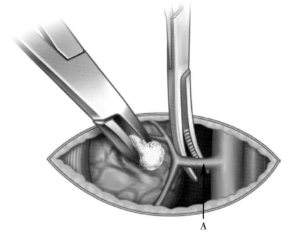

图 9-6　分离甲状腺中静脉。用 Adson 止血钳游离甲状腺中静脉的上下两侧，确定甲状腺中静脉后，将其结扎。（A）甲状腺中静脉

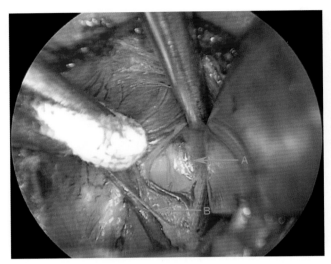
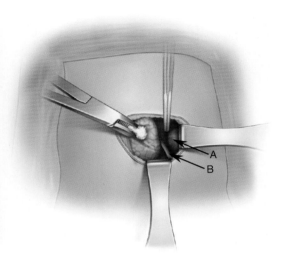

图 9-7　甲状旁腺腺瘤上方的操作方法。采用 Miccoli 钝性剥离器对左上甲状旁腺腺瘤前上方的组织进行钝性剥离。（A）甲状旁腺腺瘤；（B）甲状腺中静脉

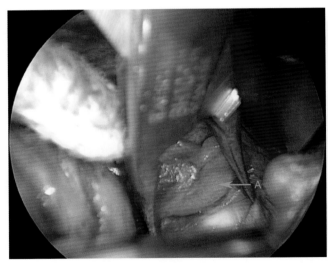
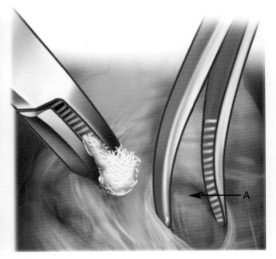

图 9-8　甲状旁腺腺瘤下方的游离。用 Adson 止血钳游离甲状旁腺腺瘤下方。（A）甲状旁腺腺瘤

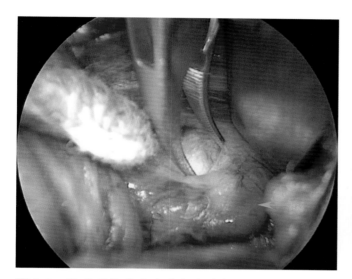
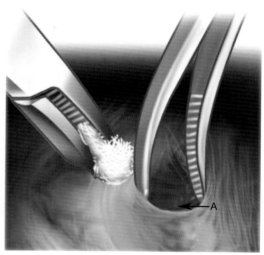

图 9-9　游离甲状旁腺腺瘤上方的组织。Adson 止血钳钝性分离甲状旁腺腺瘤。(A) 甲状旁腺腺瘤

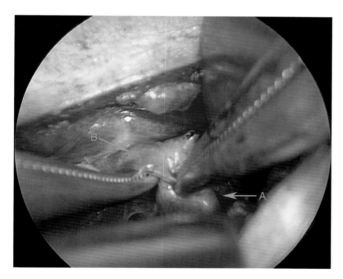
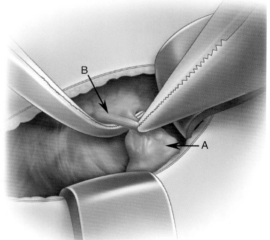

图 9-10　游离甲状旁腺腺瘤血管蒂。用 Debakey 镊夹住甲状旁腺腺瘤,并用直角钳游离血管蒂周围组织。(A) 甲状旁腺腺瘤;(B) 有血管蒂的甲状旁腺腺瘤

器剥离子吸引并同时剥离。应积极探查喉返神经，并记录探查后神经功能完好（图9-13）。术中应该使用喉返神经监测仪，这对于切除上甲状旁腺瘤很有帮助，因为上腺瘤常位于喉返神经后方。使用Debakey镊托起甲状旁腺腺瘤，然后通过5mm夹钳，用两个血管夹夹闭腺瘤的血管蒂（图9-11）。用Debakey镊子提起甲状旁腺腺瘤，在两个血管夹之间用小剪刀剪断

血管蒂（图9-12）。在横断甲状旁腺腺瘤的血管蒂之前，应再次确认喉返神经位置，以免损伤。腺瘤切除后，可见喉返神经后方残留的间隙（图9-13）。可将一小片止血纱布塞进间隙内（图9-14）。用3-0薇乔线间断缝合带状肌，用4-0薇乔线间断缝合颈阔肌（图9-15）。5-0单乔皮内连续缝合关闭切口。在封闭的切口上涂抹皮肤黏合剂（图9-16）。紧贴皮肤剪掉线

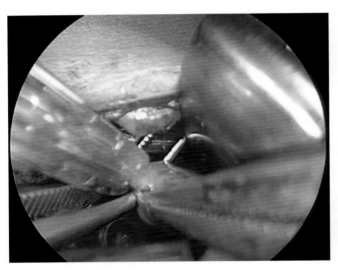
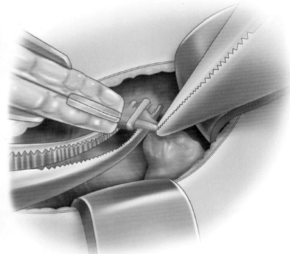

图9-11　夹闭甲状旁腺腺瘤的血管蒂。用Debakey镊夹住甲状旁腺腺瘤，通过5mm夹钳用两个血管夹夹闭血管蒂

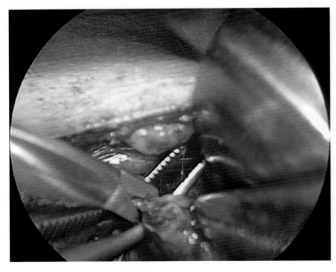
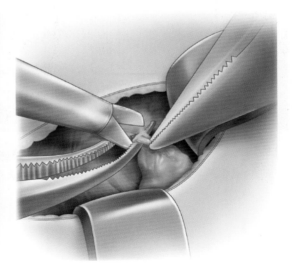

图9-12　横断甲状旁腺腺瘤的血管蒂。用Debakey镊夹住甲状旁腺腺瘤，用小型组织剪刀在两个血管夹之间将甲状旁腺腺瘤的血管蒂剪断，切除腺瘤

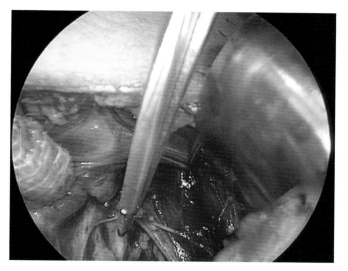
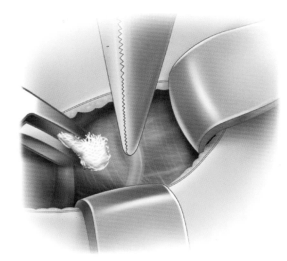

图 9-13　喉返神经。Debakey 镊指向的是甲状旁腺腺瘤切除后残留的喉返神经后方间隙

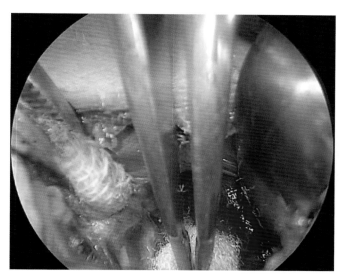
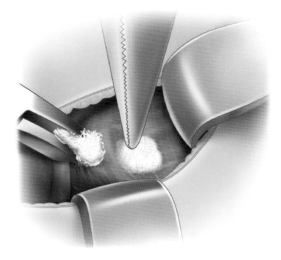

图 9-14　止血。将一小块可吸收止血纱布放入甲状旁腺腺瘤切除后的残留间隙

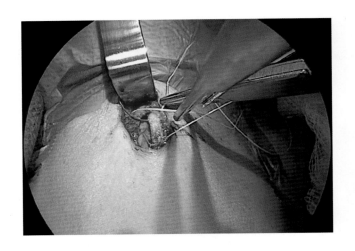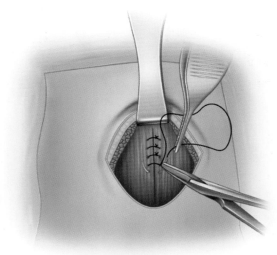

图 9-15   闭合伤口。用 3-0 薇乔线间断缝合带状肌，4-0 薇乔线间断缝合颈阔肌

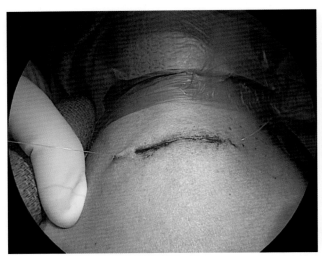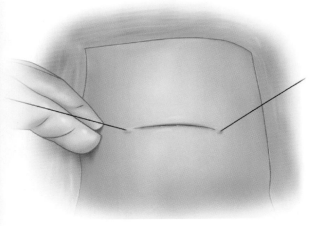

图 9-16   皮肤缝合。5-0 单乔皮内连续缝合关闭切口。在封闭的切口上涂抹皮肤黏合剂

头,不留任何线结。术前需检测 PTH,术中切除甲状旁腺腺瘤 5~10 分钟后,PTH 水平下降应超过 50%。术中需要做冰冻切片,以明确切除组织是否为甲状旁腺腺瘤。患者术后密切观察 3h 后出院,按照经验剂量口服碳酸钙和维生素 D 两周。

（梁青壮　译）

参考文献

1. Gagner M. Endoscopic subtotal parathyroidectomy in patients with primary hyperparathyroidism. Br J Surg. 1996;83(6):875.
2. Gauger PG, Reeve TS, Delbridge LW. Endoscopically assisted, minimally invasive parathyroidectomy. Br J Surg. 1999;86:1563–6.
3. Miccoli P, Pinchera A, Cecchini G, Conte M, Bendinelli C, Vignali E, et al. Minimally invasive, video-assisted parathyroid surgery for primary hyperparathyroidism. J Endocrinol Investig. 1997;20:429–30.
4. Miccoli P, Bendinelli C, Conte M, Pinchera A, Marcocci C. Endoscopic parathyroidectomy by a gasless approach. J Laparoendosc Adv Surg Tech A. 1998;8:189–94.
5. Miccoli P, Bendinelli C, Berti P, Vignali E, Pinchera A, Marcocci C. Video-assisted vs conventional parathyroidectomy in primary hyperparathyroidism: a prospective randomized study. Surgery. 1999;126:1117–22.
6. Miccoli P, Berti P, Raffaelli M, Conte M, Materazzi G, Galleri D. Minimally invasive video-assisted thyroidectomy. Am J Surg. 2001;181:567–70.
7. Henry JF, Defechereux T, Gramatica L, de Boissezon C. Minimally invasive videoscopic parathyroidectomy by lateral approach. Langenbeck's Arch Surg. 1999;384(3):298–301.
8. Miccoli P, Berti P, Materazzi G, Donatini G. Minimally invasive video assisted parathyroidectomy (MIVAP). Eur J Surg Oncol. 2003;29(2):188–90.
9. Henry JF. Minimally invasive thyroid and parathyroid surgery is not a question of length of the incision. Langenbeck's Arch Surg. 2008;393(5):621–6.

专家述评

随着微创外科理念的不断进步,外科医生不断突破传统手术技术的限制,以更小的创伤完成精准的甲状旁腺手术,并且在不降低疗效的前提下取得美容效果,达到患者快速康复的目的,微创甲状旁腺、精准外科手术是当前发展的方向。

完成这种小切口内镜辅助下的甲状旁腺手术需要建立在术前精确定位诊断的基础上,目前原发性甲状旁腺功能亢进症的术前定位手段主要是高频超声和 SPECT/CT,其他影像学检查方法如薄层 CT、MRI 等可以作为重要的补充定位手段,术前定位应当由经验丰富的外科医师、影像科医师在多学科协作的模式下联合进行,应着重判读有无异位甲状旁腺、多腺体病变及是否合并需要同期处理的甲状腺疾病等。手术中选择部分专科手术器械,可更方便地完成牵拉、显露、分离及结扎等操作,术中对于喉返神经的显露,必要时可借助喉返神经监护系统等,超声刀、双极电凝等其他能量器械的使用,可提供更好地功能保护,并加快手术进程。术中操作应当考虑肿瘤切除的完整性,必要时可连同周围部分纤维脂肪组织一并切除,避免分离、钳夹等不当操作造成肿瘤破碎,术毕应充分冲洗术区,预防肿瘤种植造成的不良远期预后。同时,术中应重视快速冰冻病理、术中甲状旁腺激素测定等辅助手段的合理应用,协助制定合理的手术范围。

内镜辅助微创甲状旁腺手术为外科医生提供了新的选择,但部分原发性甲状旁腺功能亢进症患者往往伴有高钙危象,合并骨骼、肾脏、消化、心血管等多系统病变,在临床实践中如何严格把握手术指征,制定个体化的手术和合理的围手术期全程管理方案是外科医生需要关注的焦点。

（中国人民解放军联勤保障部队
第九六〇医院　贺青卿）

第十章 腔镜辅助下右上甲状旁腺切除术

Sally E. Carty ◆ **Reema Mallick**

除了传统的甲状旁腺切除术外,腔镜和腔镜辅助的手术方法也被广泛使用,并可以减少疼痛,改善外观和提高患者的满意度。腔镜下甲状旁腺切除术由 Gagner 于 1996 年首次提出[1]。尽管低压持续的 CO_2 充气[2]技术目前还没有广泛应用,但内镜下颈外入路的甲状旁腺手术都依赖于此项目技术,包括经乳房[3]、腋窝和耳后[4]入路。这些手术的不足之处是需要广泛的游离才能到达手术目标区域,而且学习曲线较长,手术时间较长,并且也存在 CO_2 吸收蓄积相关的潜在手术风险。

技术优点

Miccoli 和他的同事开创了一种全腔镜手术的替代方法,该方法具有放大手术视野、光源聚焦和熟悉的颈部入路等优点,被称为腔镜辅助甲状旁腺切除术(MIVAP)[5,6]。该术式在胸骨切迹上方 2cm 做 1.5~2cm 的切口。30°内镜和 2mm 的手术器械直接伸入切口。无须 CO_2 充气。可采用气管插管全身麻醉,也可选择双侧颈部神经阻滞结合七氟醚喉罩通气进行麻醉。利用内镜放大手术视野的优点,可以完成标准的甲状旁腺切除术。

适应证

自 2004 年以来,我们选择了一些散发性原发性甲状旁腺功能亢进症(PHPT)患者,两种影像学检查均提示明确的单灶性病变,无甲状腺肿大或需要同时切除的甲状腺结节,无颈部手术史,无颈椎后凸畸形或过度肥胖等禁忌证。在我们的临床实践中,所有 PHPT 患者的影像学检查包括颈部超声(不仅用于定位甲状旁腺瘤,还用于检查并发的甲状腺疾病)和 ^{99m}Tc 单光子发射计算机断层扫描(SPECT)/CT。即使在 SPECT 显像上只有一个明亮的成像(一个"灯泡"),多灶性病变的漏诊率仍可能高达 8%[7],而联合 CT 检查可以显著提高术前单灶和多灶 PHPT[8]定位的可靠性和准确性。

在 MIVAP 中,我们通常使用通用的气管插管,并利用术中甲状旁腺激素(ioPTH)监测来指导[9]探查范围。当术中怀疑为多灶性 PHPT 时,将其中转为标准的双侧颈部探查术。总体而言,我们的手术中转率很低,约为 14%[1]。下面介绍我们的操作步骤。

病例报道

患者为 77 岁女性,诊断为 PHPT,有骨质疏松病史。术前 SPECT-CT 和颈部超声均提示右侧甲状旁腺单一病灶(图 10-1)。患者一般情况良好,超声显示无甲状腺肿大,无颈部手术史,因此是腔镜辅助甲状旁腺手术的理想病例。

患者被带入手术室,在气管插管全身麻醉下,采用改良的半坐卧位(图 10-2),该病例也可以采用颈丛阻滞麻醉。在麻醉插管过程中先通过足部静脉采血检测 PTH 作为基线值(图 10-3)。常规消毒铺单后,沿颈部皮纹做一个 2.0cm 的切口标记,预先在皮下注射少量 0.5% 布比卡因,然后用 15 号刀片切开皮肤(图 10-4,图 10-5)。电刀切开皮下组织至颈阔肌,使用皮肤拉钩辅助在颈阔肌下方游离上下皮瓣,同时应用电刀锐性分离和指尖钝性剥离。辨识颈白线,并在沿颈白线打开颈前带状肌(图 10-6)。

接下来,使用两个甲状腺拉钩:长端向外侧牵开带状肌,短端向内侧牵开甲状腺叶(图 10-7)。在肌肉后方填塞湿纱布进一步扩大手术操作区域(图 10-8)。根据需要调整拉钩位置,小心钝性分离暴露甲状腺叶的内侧面。将 30° 的 4mm 内镜伸入手术区域(图 10-9)。我们将棉签和吸引器组合起来作为吸引器剥离子来解剖分离,并可以随时根据需要改变(图 10-10)。第三助手扶镜掌握方向,同时内镜也可作为光源使用。

根据解剖位置,右下甲状旁腺位于甲状腺的前方和下方。相反,上甲状旁腺位于气管食管沟内或靠近上极。本例最终证实为右下甲状旁腺

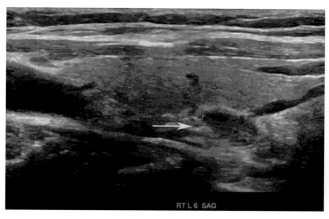
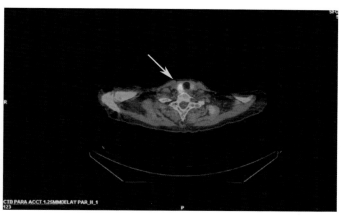

图 10-1　术前影像:颈部超声(左)和 ^{99m}Tc SPECT/CT(右);两者都定位于右侧甲状旁腺腺瘤(黄色箭头)

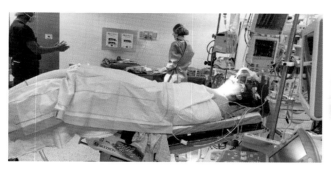
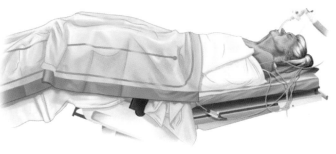

图 10-2　患者采用半坐卧位,肩后垫枕以维持颈部过伸位

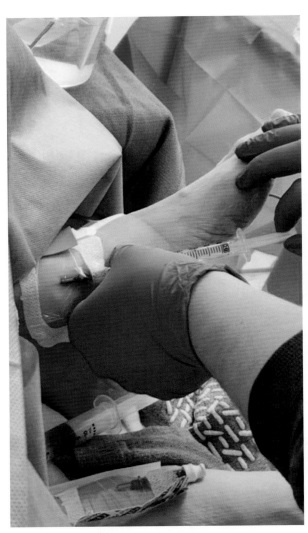

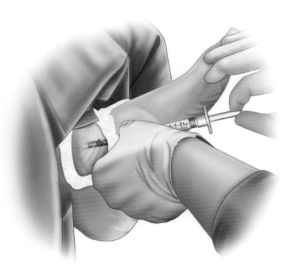

图 10-3　在足部外周静脉建立静脉通路,用于采血术中甲状旁腺激素监测

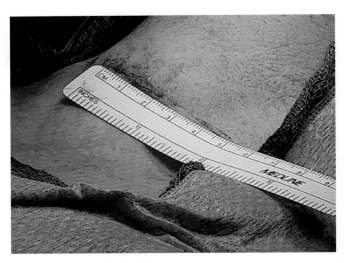

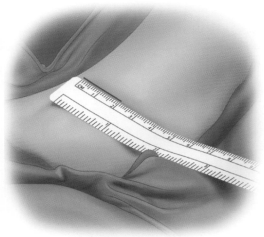

图 10-4　在环状软骨下方沿颈部皮纹上画一个 2cm 的切口标记

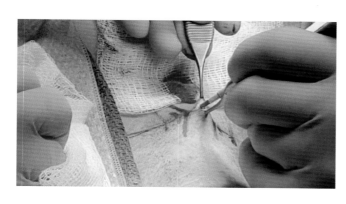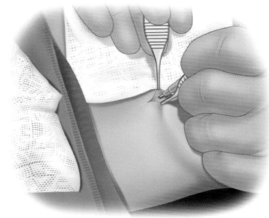

图 10-5　皮下注射局麻药,然后切开皮肤

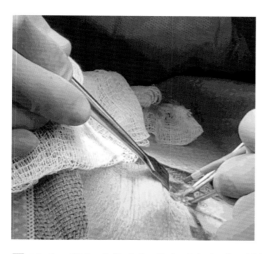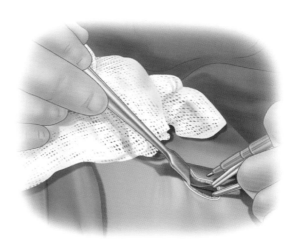

图 10-6　用电刀依次切开皮下组织和颈阔肌,在颈阔肌下游离上下皮瓣,打开颈白线

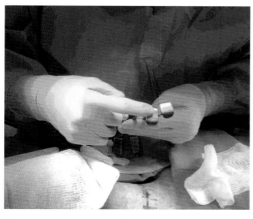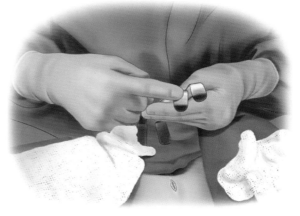

图 10-7　两支甲状腺拉钩放入切口。短端(右)用于向内侧牵拉甲状腺叶,长端(左)用于向外侧牵拉带状肌

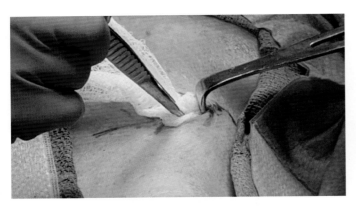 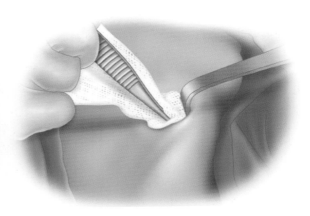

图 10-8 用湿纱布在带状肌下钝性游离形成解剖腔隙

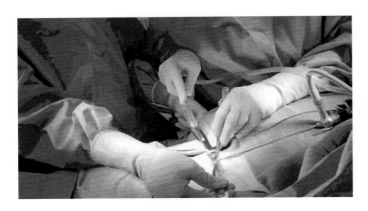 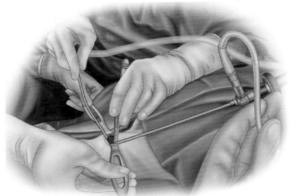

图 10-9 一个短的 30°, 4mm 内镜放入手术视野,同时可作为光源

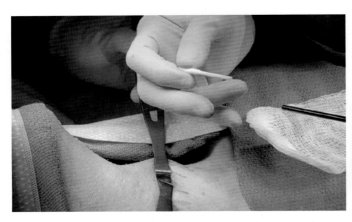 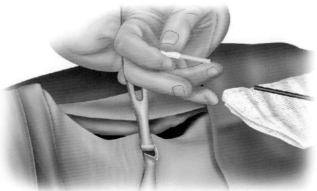

图 10-10 把棉签安装在吸引器头上,制成吸引剥离子,用于钝性剥离

腺瘤。使用显微手术器械,游离目标甲状旁腺周围组织,钝性解剖分离其血管蒂(图 10-11),同时全程注意保护深处的喉返神经(RLN)。

用血管夹夹闭血管蒂并离断(图 10-12)。在我们的工作流程中,术中对所有的甲状旁腺标本都进行称重。在对甲状旁腺进行组织学诊断时,将外科医生估计重量在 200mg 以下的腺体送术中快速冰冻检查;对于较大的腺体,我们采用甲状旁腺激素(PTH)洗脱液技术,这是在标本称重之前进行的。在这种方法中,用装有 1mL 生理盐水的注射器直接穿刺抽吸腺体

(图 10-13),然后立即送洗脱液检测 PTH[10];结果需要 16~18 分钟才能回报。如果 PTH 高于 50 000pg/mL,提示为甲状旁腺组织。在切除病变 10 分钟后,再次采血检测 PTH 水平,当满足双重标准时,即 PTH 水平下降超过初始基线水平的 50% 并且在正常范围内,则结束手术。满足双重标准的 PTH 下降可以预测(但并不能确定)手术成功[10]。如果 PTH 下降没有达到这些标准,则需要再次检测 PTH 水平和 / 或扩大探查范围以获得手术成功。

在等待 ioPTH 结果时,仔细检查任何出血点

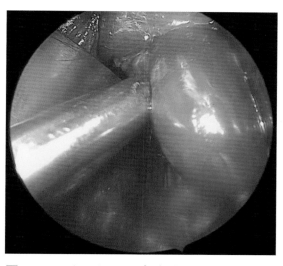
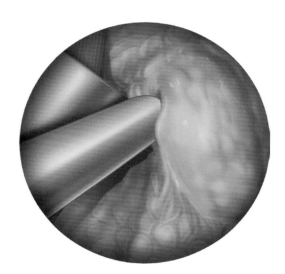

图 10-11　当目标甲状旁腺进入视野时,使用棉签吸引器装置,从侧面开始解剖分离

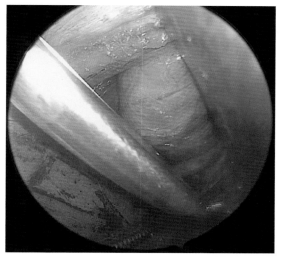
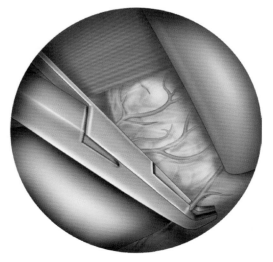

图 10-12　游离肿大甲状旁腺的血管蒂,应用血管夹夹闭两端并用剪刀离断

以做到精确止血（图 10-14）。带状肌使用 3-0 薇乔线连续缝合，颈阔肌使用 3-0 薇乔线间断缝合，皮肤使用 5-0 可吸收薇乔线皮内缝合，分层关闭切口（图 10-15）。使用无菌敷料覆盖伤口。使用术中工作表实时记录所有患者的术中数据，包括 ioPTH 水平和甲状旁腺特征（图 10-16）。

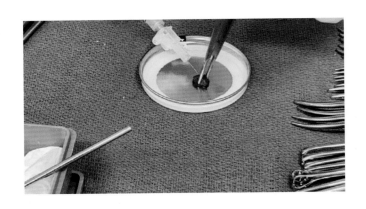

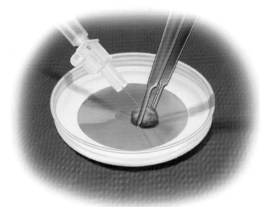

图 10-13　甲状旁腺洗脱液检测 PTH 用于确认甲状旁腺组织

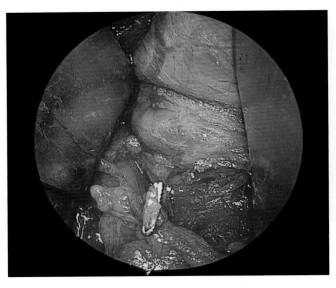

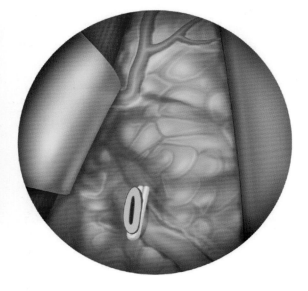

图 10-14　仔细止血和确认

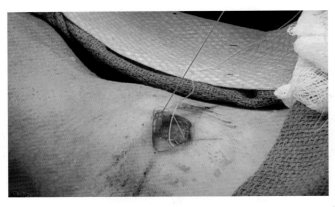

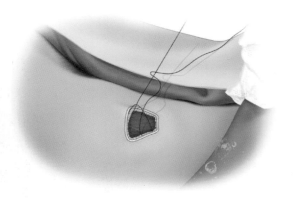

图 10-15　伤口分三层缝合。用 3-0 薇乔线连续缝合带状肌。随后间断缝合颈阔肌。以 5-0 可吸收缝线皮内缝合关闭皮肤

病人姓名		医师编号：	647-0467
手术日期		QPTH 标本号：	683-7017
		冷藏号：	647-6597
		* 病理标本号：	864-2231
手术医生	Dr. Carty		
是否腔镜辅助	是 √　否____	是否颈丛阻滞	是____　否____
手术开始时间	07：43	开始切口长度	2cm
手术结束时间	08：46	结束切口长度	2cm
术中 PTH 监测	是 √　否____	Habitus swan	2 3 4 5 6

血术中 PTH 监测结果

	抽血时间	PTH 结果（pg/ml）	报告结果时间
1	07：23	93	07：41
2	08：07	73	08：25
3	08：28	36	08：44

组织标本 PTH 监测结果

检测时间	PTH 结果（pg/ml）	报告结果时间	腺体部位
07：57	>50 000	08：17	右下甲状旁腺

病理标本

	名称	重量	术中冰冻结果
	右下甲状旁腺	223mg	无
患者标签		医生签名	

12/11/2018

图 10-16　术中数据，包括 ioPTH 和甲状旁腺特征，在手术中使用工作表收集

手术后处理

患者术后至少密切观察 6h，如情况良好，经医生检查确认后出院。出院时，我们根据经验开具口服钙剂（一般为每天 4 克碳酸钙）和扑热息痛药物。术后 1 周和 6 个月复查实验室指标以评估[11]手术治疗效果。在此期间进行瘢痕美容管理，以确保最佳的美容效果。

（王东来　译）

参考文献

1. Gagner M. Endoscopic subtotal parathyroidectomy in patients with primary hyperparathyroidism. Br J Surg. 1996;83:875.
2. Henry JF, Defechereux T, Gramatica L, de Boissezon C. Minimally invasive videoscopic parathyroidectomy by lateral approach. Langenbeck's Arch Surg. 1999;384:298–301.
3. Ohgami M, Ishii S, Arisawa Y, Ohmori T, Noga K, Furukawa T, Kitajima M. Scarless endoscopic thyroidectomy: breast approach for better cosmesis. Surg Laparosc Endosc Percutan Tech. 2000;10:1–4.
4. Lee JM, Byeon HK, Choi EC, Koh YW. Robotic excision of a huge parathyroid adenoma via a retroauricular approach. J Craniofac Surg. 2015;26:e55–8.
5. Melck AL, Armstrong MJ, Yip L, Carty SE. Case-controlled comparison of video-assisted and conventional minimally invasive

parathyroidectomy. Am Surg. 2012;78:125–32.

6. Miccoli P, Pinchera A, Cecchini G, Conte M, Bendinelli C, Vignali E, et al. Minimally invasive, video-assisted parathyroid surgery for primary hyperparathyroidism. J Endocrinol Investig. 1997;20:429–30.

7. Yip L, Pryma DA, Yim JH, Virji MA, Carty SE, Ogilvie JB. Can a lightbulb sestamibi SPECT accurately predict single-gland disease in sporadic primary hyperparathyroidism? World J Surg. 2008;32:784–92. discussion 793–4.

8. McCoy KL, Ghodadra AG, Hiremath TG, Albarano A, Joyce JM, Yip L, et al. Sestamibi SPECT/CT versus SPECT only for preoperative localization in primary hyperparathyroidism: a single institution 8-year analysis. Surgery. 2018;163:643–7.

9. Rajaei MH, Oltmann SC, Adkisson CD, Elfenbein DM, Chen H, Carty SE, McCoy KL. Is intraoperative parathyroid hormone monitoring necessary with ipsilateral parathyroid gland visualization during anticipated unilateral exploration for primary hyperparathyroidism: a two-institution analysis of more than 2,000 patients. Surgery. 2014;156:760–6.

10. Wharry LI, Yip L, Armstrong MJ, Virji MA, Stang MT, Carty SE, McCoy KL. The final intraoperative parathyroid hormone level: how low should it go? World J Surg. 2014;38:558–63.

11. Wilhelm SM, Wang TS, Ruan DT, Lee JA, Asa SL, Duh QY, et al. The American Association of Endocrine Surgeons guidelines for definitive management of primary hyperparathyroidism. JAMA Surg. 2016;151:959–68.

专家述评

散发单个甲状旁腺瘤是原发甲状旁腺功能亢进（PHPT）最常见的原因，约占89%（74%~92%）。术前准确的影像学定位不但是手术成功的关键，更是精准定点清除微创甲状旁腺切除术的基础。当一线成像方法（USS+MIBI/SPECT/CT）双阳性符合时＋术中PTH监测，手术成功可达100%。

微创甲状旁腺手术方法（minimal invasive parathyroidectomy，MIP）包括传统的颈部小切口MIP，GRS-MIPR（微创放射引导甲状旁腺切除术）及Miccoli首倡的腔镜辅助微创甲状旁腺切除术（MIVAP），Miccoli手术切口约2cm，其利用影像放大技术压缩切口免除翻瓣，是甲状（旁）腺外科发展史上第一个运用内镜技术的微创手术设计，其优点是一旦需要可适当延长切口后可同时完成部分甲状腺切除术或可完成单侧区域性探查乃至双侧探查。当然，准确定位加术中PTH快检是实施个体化MIP的基础，也可行局部麻醉（或全麻）颈部小切口MIP，如行侧颈小切口肌间入路MIP（不具备腔镜条件或更简洁经济的方法），不但微创且保护颈前功能区功能。

传统Micoli手术（MIVAP）应发挥其优势，根据需要适当改良延长切口，而不是局限于切口小于2cm，如此应用前景广泛，当然其不足是对颈前区功能的影响及对瘢痕体质的患者最好选用经口或经锁骨上窝肌间入路切口更适合。

（吉林大学第一医院　陈光）

第十一章　微创甲状旁腺切除术：后入路

Ahmad M. Eltelety ◆ **David J. Terris**

引言

原发性甲状旁腺功能亢进症（PHP）再次手术的原因可能为手术后疾病持续存在或多年血钙正常后出现血钙升高。再次手术通常成功率较低且出现并发症的概率高[1]，最常见的原因是上位甲状旁腺位置较深、包括双腺瘤在内的一个或者多个甲状旁腺增生、异位腺瘤和额外腺瘤[2]。术前定位检查有助于确定甲状旁腺病变的位置，这是术前必不可少的步骤（不同于初次手术）（图 11-1，图 11-2）[3]。术中快速甲状旁腺激素（ioPTH）监测为生化治愈提供了实时证据，降低了遗漏高功能甲状旁腺病变的可能性[4]。

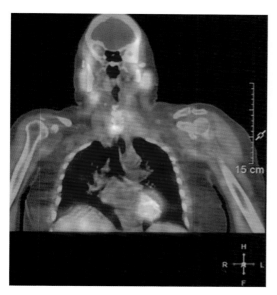

图 11-1　核医学甲状旁腺 SPECT-CT 显像

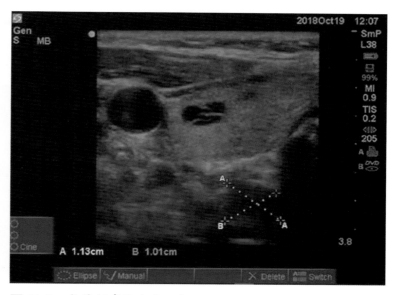

图 11-2　术前超声检查（US）

手术步骤

1. 由于术中可能会探查双侧甲状旁腺，所以手术需要在全身麻醉和术中喉返神经监测下进行。患者取仰卧位，手术台的床头微微下降使颈部过伸，以避免需要垫肩，使用头圈固定头部。患者全身麻醉并摆好手术体位后进行术前颈部超声检查。

2. 术前设计好手术切口并做标记，尽可能使用陈旧手术切口入路，如不合适建议使用低领切口。逐层切开颈阔肌显露颈前带状肌。

3. 使用电刀游离出胸锁乳突肌（SCM）内侧缘（图 11-3）。

4. 钝性分离结合电刀锐性分离，打开胸锁乳突肌内侧缘、肩胛舌骨肌和胸骨舌骨肌外侧缘之间的间隙（图 11-4）。

5. 识别胸骨舌骨肌外侧缘并从外向内将其和甲状腺表面游离分开（图 11-5）。

6. 向外牵拉胸锁乳突肌并向内牵拉胸骨舌骨肌充分暴露甲状腺。

7. 牵拉胸骨舌骨肌连同甲状腺向内侧牵拉，暴露出甲状腺后背膜。

8. 辨别并保护颈动脉鞘（图 11-6）。

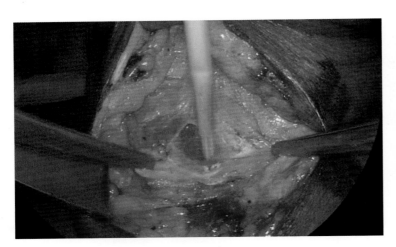
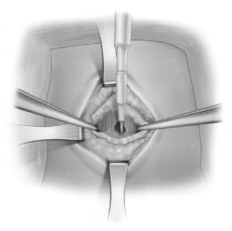

图 11-3 显露胸锁乳突肌的内侧缘

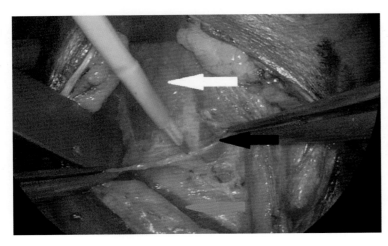
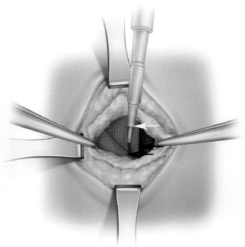

图 11-4 识别并显露胸锁乳突肌、肩胛舌骨肌和胸骨舌骨肌平面。白色的箭头所指为右肩胛舌骨肌；黑箭头所指为右胸骨舌骨肌；灰色箭头所指为右胸乳突肌（SCM）

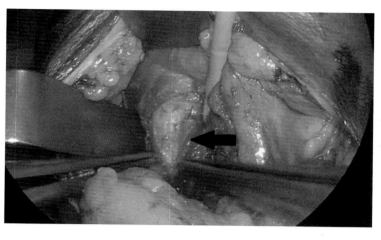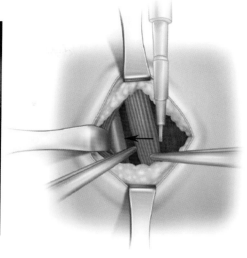

图 11-5　识别甲状腺的外侧界。黑箭头所指为右胸骨甲状肌

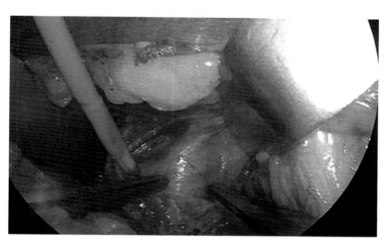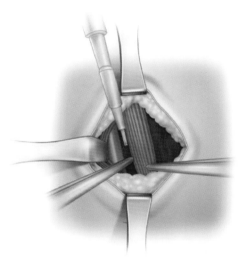

图 11-6　识别同侧颈总动脉

9. 辨识甲状旁腺腺瘤并沿四周将其游离。应特别注意避免损伤甲状腺下动脉和喉返神经（图 11-7 和图 11-8）。

10. 尽量避免钳夹甲状旁腺腺瘤，更合适的方法是牵拉周围组织或者蒂部。

11. 识别并游离甲状旁腺血管蒂，血管蒂通常恒定地位于腺瘤内侧表面和上极的位置。

12. 使用电刀小心凝闭甲状旁腺血管蒂并将甲状旁腺腺瘤完整切除（图 11-9 和图 11-10）。

13. 纵向切开标本并通过肉眼大体判断是否为甲状旁腺腺瘤。增生的甲状旁腺组织在切开时会有流出少量血性液体，切面呈典型的黄色致密组织。这步可以初步鉴别切除组织是甲状旁腺、淋巴结或甲状腺组织（图 11-11）。

14. 使用组织剪修剪切口，将陈旧瘢痕组织切除后再缝合，可促进伤口愈合和减轻瘢痕增生（图 11-12）。

15. 术中快速检测甲状旁腺激素确认是否达到生化治愈（图 11-13~ 图 11-15）。7~8 分钟的床旁即时检测是最佳选择。

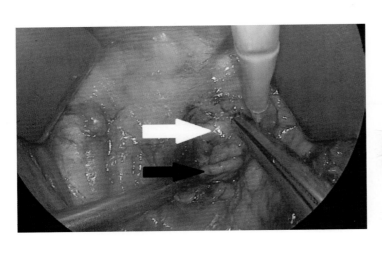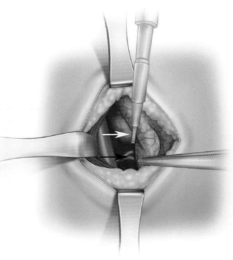

图 11-7　识别右上甲状旁腺腺瘤。白色箭头所指为右上甲状腺腺瘤；黑色箭头所指为右侧甲状腺下动脉

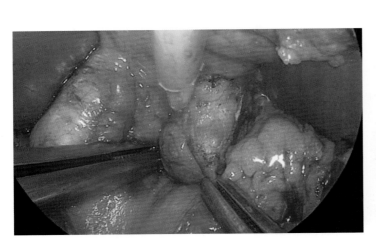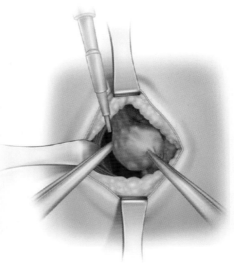

图 11-8　游离右上甲状旁腺腺瘤

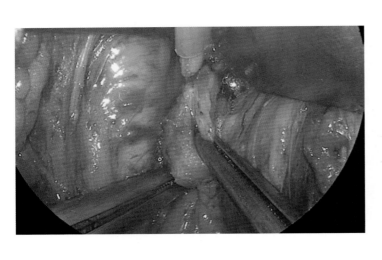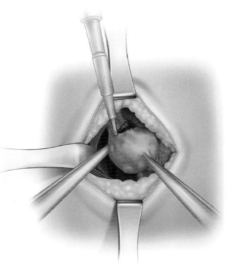

图 11-9　用电刀凝闭甲状旁腺血管蒂

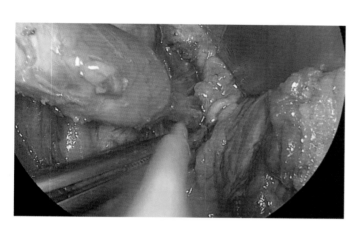
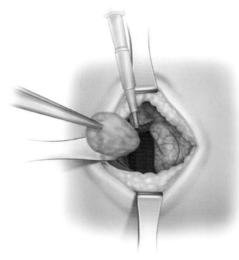

图 11-10　完整切除甲状旁腺腺瘤

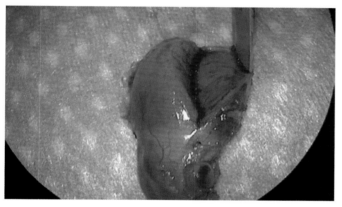
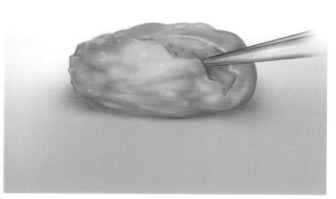

图 11-11　甲状旁腺腺瘤的切面和大体外观

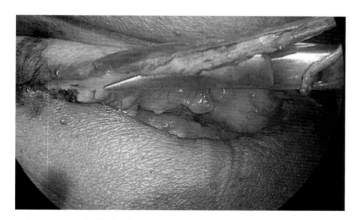
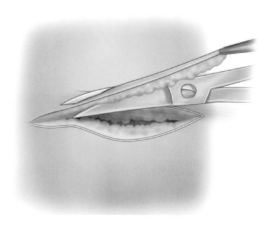

图 11-12　修剪皮缘

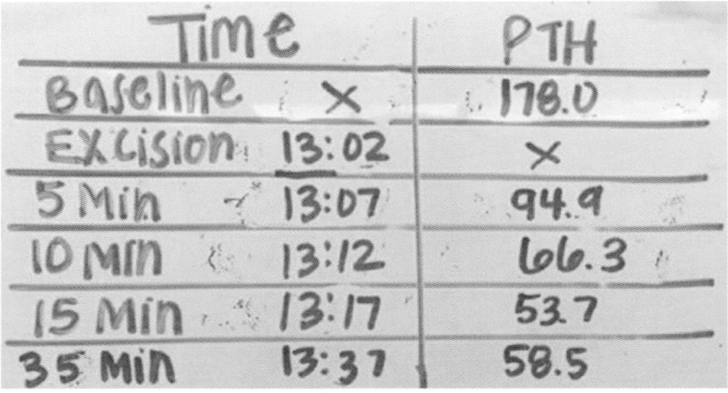

Time		PTH
Baseline	×	178.0
Excision	13:02	×
5 Min	13:07	94.9
10 Min	13:12	66.3
15 Min	13:17	53.7
35 Min	13:37	58.5

图 11-13　切除第一枚甲状旁腺腺瘤后术中快速 PTH
监测结果

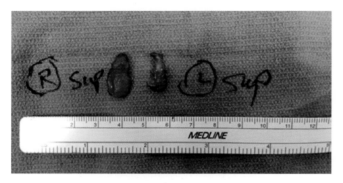

图 11-14　切除两枚甲状旁腺腺瘤的标本

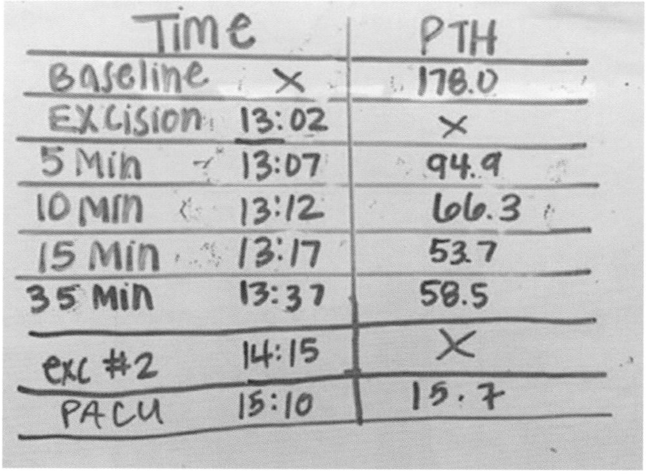

Time		PTH
Baseline	×	178.0
Excision	13:02	×
5 Min	13:07	94.9
10 Min	13:12	66.3
15 Min	13:17	53.7
35 Min	13:37	58.5
exc #2	14:15	×
PACU	15:10	15.7

图 11-15　切除第二枚甲状旁腺腺瘤后术中快速 PTH
监测结果

16. 使用两根 4-0 铬制缝线将伤口间断缝
合至接近真皮层，然后涂抹皮肤黏合剂，在胶水
未干透时在切口上贴上四分之一英寸的免缝胶
带。免缝胶布在三周后可摘除。

（朱丽璋　译）

参考文献

1. Irvin GL, Molinari AS, Figueroa C, Carneiro DM. Improved success rate in reoperative parathyroidectomy with intraoperative PTH assay. Ann Surg. 1999;229:874–9.
2. Richards ML, Thompson GB, Farley DR, Grant CS. Reoperative parathyroidectomy in 228 patients during the era of minimal-access surgery and intraoperative parathyroid hormone monitoring. Am J Surg. 2008;196:937–43.
3. Loftus KA, Anderson S, Mulloy AL, Terris DJ. Value of sestamibi scans in tertiary hyperparathyroidism. Laryngoscope. 2007;117:2135–8.
4. Terris DJ, Stack BC, Gourin CG. Contemporary parathyroidectomy: exploiting technology. Am J Otolaryngol. 2007;28:408–14.

专家述评

由于初次手术多通过分离颈白线的前径路
暴露甲状腺，继而探查甲状旁腺，颈前区域多有
粘连，再次手术时通过胸锁乳突肌内侧缘的后
入路是个不错的选择，可以有效避开陈旧手术
瘢痕，降低喉返神经损伤的风险，尤其是当遗漏
或复发的病变甲状旁腺位于颈总动脉鞘或甲状
腺上极上方。但如果当病变甲状旁腺异位于食
管后或胸腺内，比较接近颈部正中区域，则需评
估患者颈部解剖条件，如颈部宽阔粗壮则可能
得不偿失。另外，如果初次手术是通过腔镜或
腔镜辅助的颈外径路进行的，需仔细询问病史，
最好调阅既往手术记录，如经腋窝腔镜辅助手
术可能已分离过胸锁乳突肌内侧缘间隙。现在
越来越强调颈前结构的保护，不少甲状腺外科
医师初次手术即选择不打开颈白线而从侧方进
入，所以详细复习先前医疗资料非常重要。

甲状旁腺术后复发还需排除甲状旁腺癌可
能，应复核初次手术的病理切片，如考虑恶性，
需整块彻底切除病变及其受累组织。甲状旁腺
良性病变切除后 10 分钟，PTH 快速下降至正
常基本提示了手术成功，但如果是甲状旁腺癌，
即使 PTH 下降至比正常值更低，亦不保证日后

的不复发。

　　总之，对再次甲状旁腺手术，就原则和细节作者都提出了很好的建议，包括结合多种影像技术术前明确定位诊断，术中避开前次手术径路，可以选择后入路直达病灶区域，借助 PTH 快速测定保证手术效果，非常值得临床医生借鉴。

（上海交通大学医学院附属瑞金医院　陈曦）

第十二章　内镜下侧方入路甲状旁腺切除术

Rafael H. Pérez-Soto ◆ **Jean-François Henry** ◆ **Mauricio Sierra**

引言

甲状旁腺影像学定位技术的进步和术中甲状旁腺激素（ioPTH）测定在原发性甲状旁腺功能亢进症（PHPT）治疗中的应用,使微创和内镜下甲状腺甲状旁腺切除术得以发展。1996年 Michel Gagner 等[1]首次报道了腔镜下甲状旁腺切除术,随后衍生出并成功实施了其他腔镜辅助和腔镜下的手术方式[2-5]。Henry 等[6]在 1999 年首次描述了内镜下侧入路甲状旁腺切除术（EPLA）。虽然 Miccoli 等[3]曾经报道过内镜辅助下解剖和切除甲状旁腺腺瘤的方法,但 Henry 发明了一种"纯粹的"的内镜手术方法,术中使用低压 CO_2 维持手术空间,为此他还专门设计并制造了一套特殊的 3mm 穿刺器和手术器械。2006 年他的团队报道了 449 例采用这种手术方法的病例,该手术平均耗时 48 分钟,中转为传统颈部开放手术的比例为 13.4%,与传统开放手术相比,并发症发生率基本相同。这种技术已成为他们团队治疗 PHPT 的主要手术方法（56.6%）[7]。除了美容优势外,该技术借助内镜提供的放大视野,提高了对病变腺体、血管蒂、喉返神经和同侧下甲状旁腺或上甲状旁腺的肉眼识别能力,即使甲状旁腺位于甲状腺的外侧或上纵隔也可探及[8-9]。

手术步骤

一名 62 岁的女性因 PHPT 到内分泌外科就诊。该患者生化检查结果符合甲状旁腺功能亢进,核素显像提示为左上甲状旁腺腺瘤。患者无其他内分泌疾病、家族性疾病或甲状腺肿瘤病史,颈部超声排除了伴发的甲状腺肿瘤。以上因素都被认为是该手术方法的绝对禁忌证。EPLA 需要一个 11mm 的穿刺器和两个 3mm 的穿刺器（图 12-1a）。两个 2.5mm 的腔镜下分离钳或抓钳用于钝性解剖（图 12-1b）,而 2.5mm 的腔镜下剪刀可通过与电刀连接用于锐性分离和止血（图 12-1c）。术中用 8mmHg 的 CO_2 压力维持手术操作空间。

在全身麻醉下,患者取仰卧颈部过伸位,双臂放于身体两侧。在右臂额外建立一条外周静脉通道用于术中采血检测甲状旁腺激素水平。根据解剖标志在颈部做好术前标记（图 12-2）,在环状软骨水平取 1.5cm 长切口,最好沿左侧胸锁乳突肌（SCM）内侧缘中部的皮纹上切开（图 12-3）。

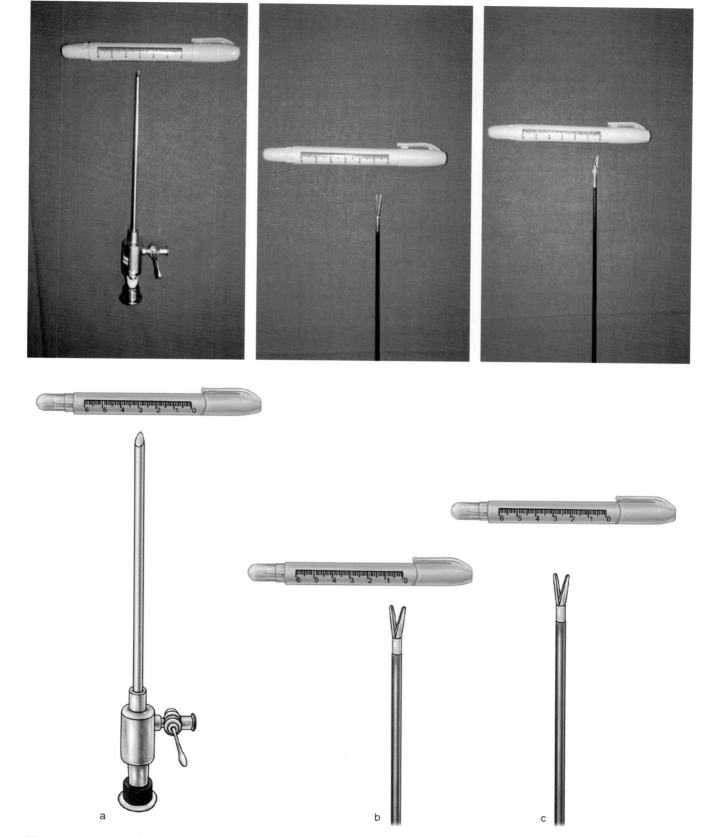

图 12-1 内镜下器械:(a)3mm 金属可循环使用穿刺器;(b)2.5mm 腔镜分离钳;(c)2.5mm 腔镜剪刀

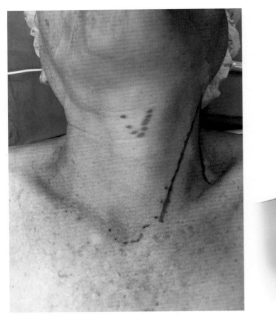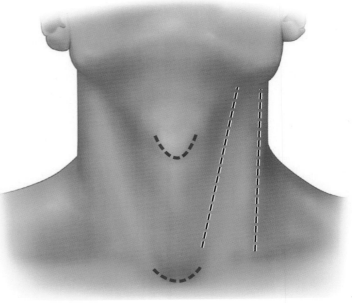

图 12-2 患者准备,患者取仰卧位伴颈部分过伸。体表解剖标记甲状软骨、胸骨上切迹和左侧胸锁乳突肌的胸骨支的内外侧缘

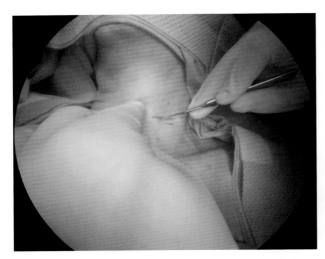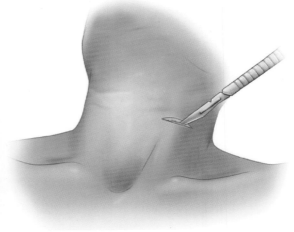

图 12-3 皮肤切口,于左侧胸锁乳突肌内侧缘内侧做 1.5cm 皮肤切口

用电刀垂直切开皮下脂肪组织和颈阔肌(图12-4),并钝性解剖左侧胸锁乳突肌内侧缘和左侧带状肌肉外侧缘之间的间隙。进行一步向足侧和头侧钝性解剖这个间隙,进一步扩大和操作空间和器械活动范围,用湿纱布在颈动脉鞘周围进一步钝性分离(图12-5)。用 2-0 聚酯线依次穿过皮肤、颈阔肌、颈前带肌的外侧缘、胸锁乳突肌的内侧做荷包缝合(图12-6)。在初始切口下方2cm 处开一个小孔,将一个 3mm的穿刺器插入建好的操作空间内(图12-7,图12-8),用相同的方法将第二个 3mm 的穿刺器通过初始切口上方2cm 的小孔插入手术空间。用一小段 14F 导管穿过缝线并用血管钳夹住。用 11mm 的穿刺器通过初始切口进入

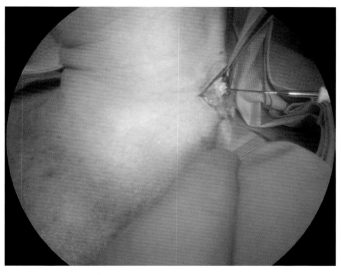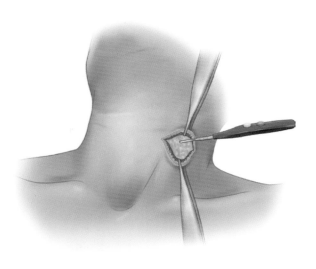

图 12-4　使用单极电刀切开颈阔肌,暴露颈前带状肌

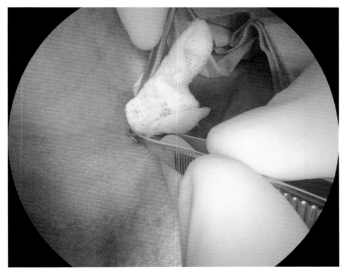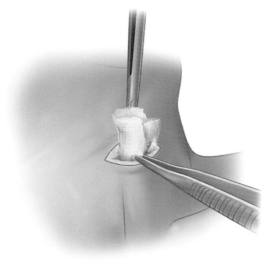

图 12-5　建立手术空间,应用止血钳钳夹湿纱布向上下钝性分离建立手术空间

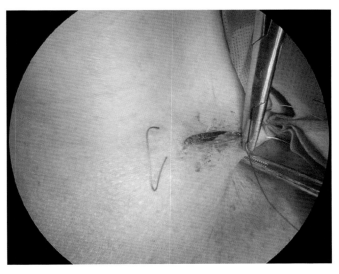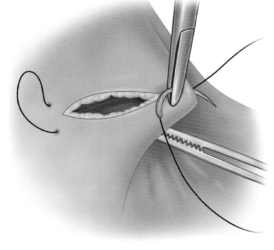

图 12-6　使用 2-0 聚酯缝线穿过皮肤、颈阔肌进行荷包缝合

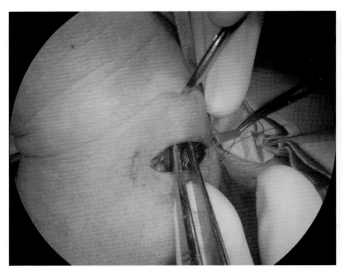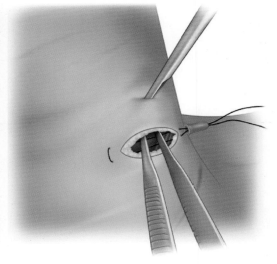

图 12-7　用 15 号刀片刺破皮肤为置入 3mm 穿刺器做准备

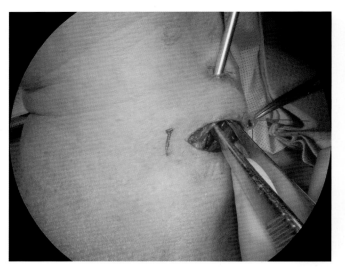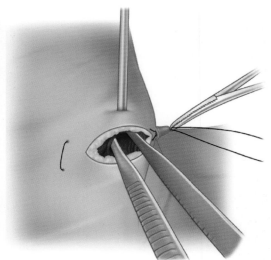

图 12-8　置入 3mm 穿刺器时,用手指保护一下创面,避免损伤到创面的大血管

手术空间,然后荷包缝合收紧,血管钳夹紧缝线固定。该操作有两个目的:①增加密封性以防止 CO_2 气体泄漏;②牵引血管钳可以增加手术操作空间(图 12-9,图 12-10)。通过 11mm 的穿刺器将 0° 或 30° 内镜引入手术区域,辨别左侧颈动脉、左侧带状肌肉的外侧界和左侧甲状腺叶(图 12-11)。向内牵拉带状肌,分离颈动脉和左侧甲状腺腺叶之间的间隙,并识别甲状旁腺腺瘤(图 12-12)。对甲状旁腺腺瘤的中央和背部进行解剖,以确定左侧喉返神经(图 12-13)和甲状旁腺血管蒂的位置(图 12-14)。

仔细辨识和保护左侧喉返神经的情况下,使用电凝装置将血管凝闭。进一步解剖甲状旁腺腺瘤直至完全游离。创面彻底止血,松开荷包缝合,退出 11mm 的穿刺器,经主切口小心取出腺瘤(图 12-15)。用 4-0 可吸收缝线间断缝合颈阔肌(图 12-16)。皮肤用 5-0 可吸收线皮下连续缝合。使用胶水封闭主切口和两个辅助孔(图 12-17)。术中冰冻切片提示为甲状旁腺腺瘤(重量 4g),甲状旁腺肿瘤切除术后 10 分钟 PTH 浓度降低超过 50%(图 12-18)。最后患者顺利出院。

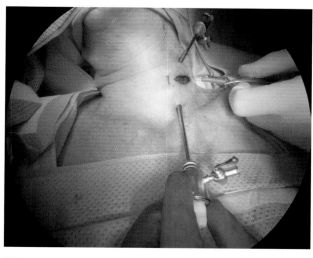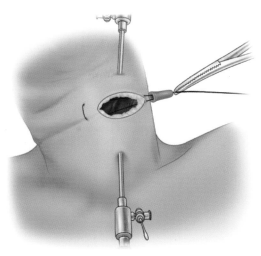

图 12-9　置入第二个 3mm 穿刺器。两个穿刺器开口分别置于主切口上方和下方 2cm 处，由外向内的方式排列

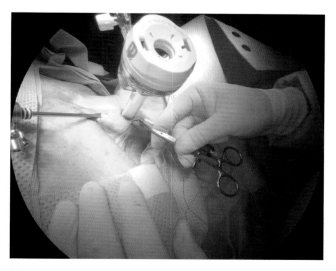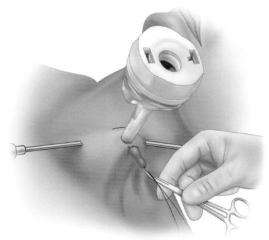

图 12-10　通过主切口置入一个 11mm 的穿刺器，在止血钳帮助下，将缝线收紧

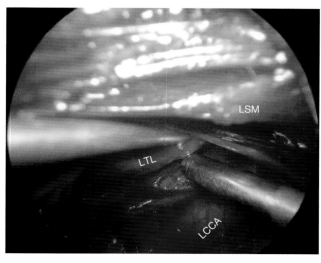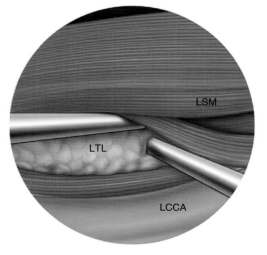

图 12-11　内镜下的工作空间。在 30° 内镜置入后识别解剖标志。LCCA，左颈总动脉；LSM，左颈前带状肌；LTL，左甲状腺腺叶

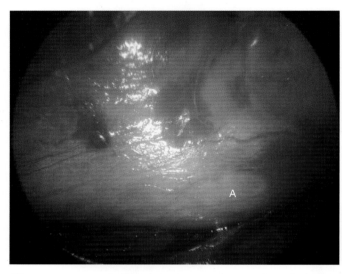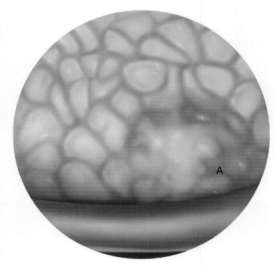

图 12-12 沿颈动脉的内侧和甲状腺叶的外侧界进行钝性解剖,直到找到甲状旁腺腺瘤(A)

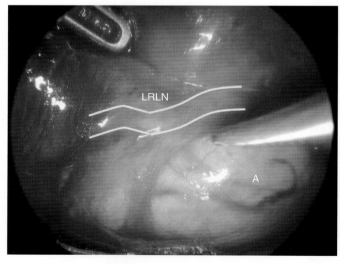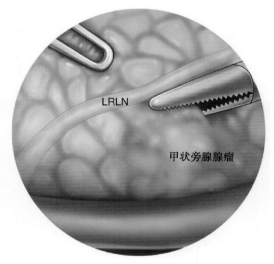

图 12-13 在腺瘤背部继续钝性分离,识别并分离出左喉返神经(LRLN)

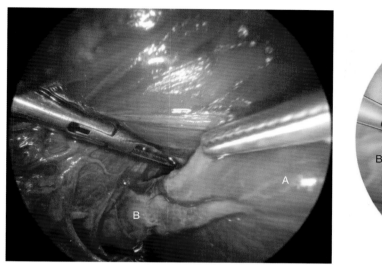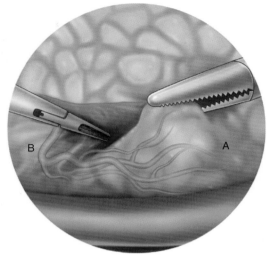

图 12-14　分离出腺瘤的腹侧和背侧分离后,即可确定腺瘤的血管蒂。在识别出左喉返神经后处理血管蒂。(A)左上甲状旁腺腺瘤;(B)血管蒂

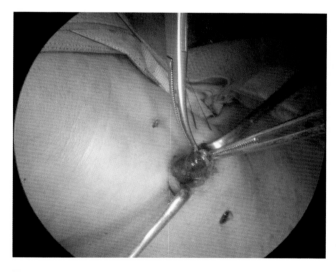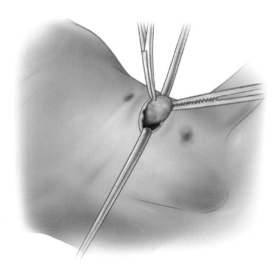

图 12-15　通过 1.5cm 切口用血管钳轻轻取出甲状旁腺腺瘤

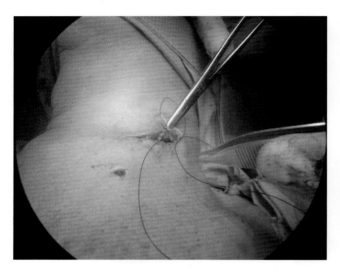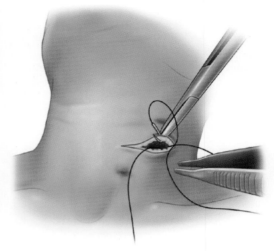

图 12-16 在主切口处用 4-0 薇乔缝线缝合颈阔肌

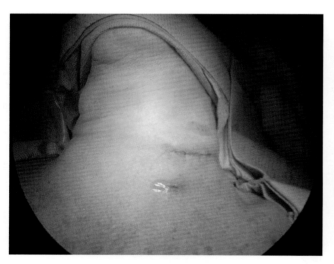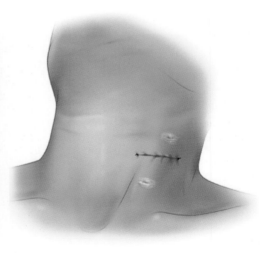

图 12-17 1.5cm 切口用 5-0 单层皮下缝合线缝合,将 Dermabond(皮肤黏合剂)涂抹在 3mm 辅助切口和主切口表面

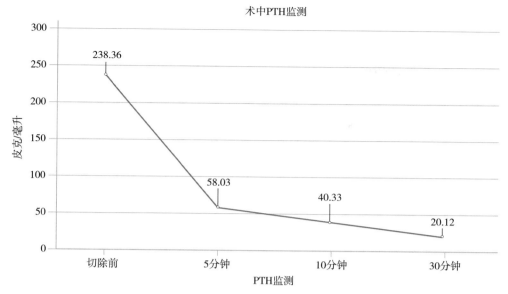

图 12-18 术中 PTH 浓度下降幅度超过 50%

（朱丽璋 译）

参考文献

1. Gagner M. Endoscopic subtotal parathyroidectomy in patients with primary hyperparathyroidism. Br J Surg. 1996;83(6):875.
2. Gullstrand P, Olsson G, Olsson M, Sundkvist K, Leidner B, Mårtensson O. Thoracoscopic parathyroidectomy of an ectopic mediastinal adenoma. Br J Surg. 1996;83(12):1757.
3. Miccoli P, Bendinelli C, Conte M, Pinchera A, Marcocci C. Endoscopic parathyroidectomy by a gasless approach. J Laparoendosc Adv Surg Tech A. 1998;8(4):189–94.
4. Gauger PG, Reeve TS, Delbridge LW. Endoscopically assisted, minimally invasive parathyroidectomy. Br J Surg. 1999;86(12):1563–6.
5. Ikeda Y, Takami H, Niimi M, Kan S, Sasaki Y, Takayama J. Endoscopic thyroidectomy and parathyroidectomy by the axillary approach. Surg Endosc. 2002;16:92–5.
6. Henry JF, Defechereuz T, Gramatica L, de Boissezon C. Minimally invasive parathyroidectomy by lateral approach. Langenbeck's Arch Surg. 1999;384:298–301.
7. Henry JF, Sebag F. Lateral endoscopic approach for thyroid and parathyroid surgery. Ann Chir. 2006;131(1):51–6.
8. Sebag F, Palazzo FF, Harding J, Sierra M, Ippolito G, Henry JF. Endoscopic lateral approach thyroid lobectomy: safe evolution from endoscopic parathyroidectomy. World J Surg. 2006;30(5):802–5.
9. Henry JF, Sebag F, Tamagnini P, Forman C, Silaghi H. Endoscopic parathyroid surgery: results of 365 consecutive procedures. World J Surg. 2004;28(12):1219–23.

专家述评

Henry 等[1]于 1999 年首次报道内镜下侧方入路甲状旁腺切除术（endoscopic parathyroid-ectomy with the lateral approach, EPLA），随后的十年里，Henry 团队就该术式的安全性及有效性进行了多项临床验证[2-5]及推广，同期，来自法国、瑞典、孟加拉国等国家的学者亦肯定了该术式的临床效果[6-8]。该术式属于颈部入路完全内镜手术，自 2010 年以后随着术前诊断及定位技术的提高，EPLA 治疗原发性甲状旁腺功能亢进症（primary hyperparathyroidism, PHPT）的报道相对减少，这一时期小切口甲状旁腺切除术治疗单发甲状旁腺瘤致 PHPT 的报道较多[9-12]。在亚洲国家，颈外入路内镜甲状旁腺手术易受到青睐。新兴的经口入路内镜技术更有风靡全球的趋势。近年尤其是机器人技术普及以来，EPLA 仍有零星报道[13]，最近，比利时学者完成了 22 例机器人辅助的 EPLA，手术效果及患者满意度均较好[14]。笔者认为，就微创效应而言，EPLA 可称为真正的颈部微创手术，无论生理创伤还是心理影响，均较传统开放手术小；同时该术式向甲状腺上极及下极方向均有良好的探查视野,加上腔镜本身的镜下放大作用,可实现优于开放手术及经胸/口入路腔镜手术的同侧探查效果;EPLA 的技术难度要低于颈外入路腔镜甲状(旁)腺手术,在学习曲线上有一定优势。当然,EPLA 优势明确的同时,缺点也同样显著:首先,该术式仅缩小了颈部瘢痕,并非真正的颈部无疤,在社会完整性及生活质量需求日益增高的当下,略显力不从心;其次,所有侧方入路的术式包括 EPLA 均无法进行双侧探查,因此我们需要更长的随访时间来确认 EPLA 相对于传统开放手术的安全性和治愈率,手术效果有待商榷;相应的,EPLA 适应证较窄且对术前影像技术要求很高,仅适用于散发性疾病、单侧甲状腺及甲状旁腺病变、无甲状腺功能亢进及无颈部手术史的患者。综上,EPLA 的诞生源自外科手术家们更好的服务患者的决心及对微创理念的深刻理解,虽然发展道路一度沉寂,但其存在有着必然的合理性,我们应当以精准治疗为基本原则,批判的接受各种术式,帮助患者选择最适合的治疗方案。

参考文献

1. Henry JF, Defechereuz T, Gramatica L, et al. Minimally invasive parathyroidectomy by lateral approach[J]. Langenbeck's Arch Surg, 1999; 384: 298-301.

2. Jean-François Henry, Frédéric Sebag, Paola Tamagnini, et al. Endoscopic parathyroid surgery: results of 365 consecutive procedures[J]. World J Surg, 2004; 28(12): 1219-1223.

3. FF Palazzo, F Sebag, JF Henry. Endocrine surgical technique: endoscopic thyroidectomy via the lateral approach[J]. Surg Endosc, 2006; 20(2): 339-342.

4. F Sebag, FF Palazzo, J Harding, et al. Endoscopic lateral approach thyroid lobectomy: safe evolution from endoscopic parathyroidectomy[J]. World J Surg, 2006; 30(5): 802-805.

5. Jean-François Henry, Abhijit Thakur. Minimal access surgery—thyroid and parathyroid[J]. Indian J Surg Oncol, 2010; 1(2): 200-206.

6. Thibaut Fouquet, Adeline Germain, Rasa Zarnegar, et al. Totally endoscopic lateral parathyroidectomy: prospective evaluation of 200 patients. ESES 2010 Vienna presentation. Langenbecks Arch Surg, 2010; 395(7): 935-940.

7. O Hessman 1, J Westerdahl, N Al-Suliman, et al. Randomized clinical trial comparing open with video-assisted minimally invasive parathyroid surgery for primary hyperparathyroidism[J]. Br J Surg, 2010; 97(2): 177-184.

8. MM Aziz 1, AW Khan, MF Uddin, et al. Endoscopic para-thyroidectomy: a new approach[J]. Mymensingh Med J, 2010; 19(3): 442-446.

9. Dimas Spiros 1, Roukounakis Nikolaos, Christakis Ioannis. Minimally invasive parathyroidectomy in patients with previous endocrine surgery[J]. JSLS, 2011; 15(4): 499-503.

10. Serkan Teksoz 1, Yusuf Bukey, Murat Ozcan, et al. Minimal invasive parathyroidectomy with local anesthesia for well-localized primary hyperpara-thyroidism: "Cerrahpasa experience"[J]. Updates Surg, 2013; 65(3): 217-223.

11. Padma KS, Lakshman K, Srikanta SS. Feasibility of rapid parathormone assay for enabling minimally invasive parathyroid excision[J]. Indian J Surg, 2013; 75(3): 210-215.

12. Spiros D, Nikolaos R, Ioannis C. Minimally invasive parathyroidectomy in patients with previous endocrine surgery[J]. JSLS, 2011; 15(4): 499-503.

13. Vidal-Pérez Ó, Valentini M, Baanante-Cerdeña JC, et al. Paratiroidectomía lateral endoscópica

en el manejo de pacientes con hiperparatiroidismo primario（Endoscopic lateral parathyroidectomy as surgical treatment for patients with primary hyperparathyroidism）［J］. Cir Cir, 2016；84（1）：15-20.

14. Van Slycke S, Van Den Heede K, Magamadov K, et al. Robotic-assisted parathyroidectomy through lateral cervical approach：first results in Belgium ［J］. Acta Chir Belg, 2021；121（3）：178-183.

（浙江大学医学院附属第二医院　王勇）

第十三章　经口腔前庭入路内镜下甲状旁腺切除术

Rohit Ranganath ◆ Jonathon Russell ◆ Ralph P. Tufano

引言

　　甲状旁腺切除术是治疗原发性甲状旁腺功能亢进症的首选且最有效的方法。双侧颈部探查术是原发性甲状旁腺功能亢进症传统的金标准术式。近 20 年来，影像学技术的进步及手术辅助设备（如术中 PTH 检测）的使用，推动了从双侧颈部探查逐渐向选择性甲状旁腺切除术式的转变。选择性甲状旁腺切除术有如下优势：缩小手术范围，缩短手术时间。降低喉返神经损伤的风险，减少术后恢复时间，提高患者的术后满意度[1-3]。但是尽管如此，它仍需在颈部作一手术切口并且术后可能留有瘢痕。

　　现代文明对美容的重视推动了微创和颈外入路手术技术的出现和发展。在大多数情况下，颈部切口愈合良好，瘢痕外观可以接受，但研究表明，无论瘢痕长短，外科医生和患者对瘢痕的看法都存在明显的差异[4-6]。此外，有证据表明，颈部瘢痕会有意向性地分散他人的注意力，并降低在他人眼中的整体形象[7]。

　　为解决这一问题，各种颈外入路的甲状腺和甲状旁腺手术应运而生：经耳后入路、经腋窝入路、腋下 - 双乳入路和经口腔前庭入路等。其中，Anuwong 提出的经口腔前庭入路是唯一真正的皮肤无瘢痕手术[8]。因此，采用这种技术实施的选择性甲状旁腺切除术不会产生颈部瘢痕。

经口腔前庭入路内镜下甲状旁腺切除术的适应证及注意事项

　　根据 2014 年第四次国际研讨会——美国国家卫生研究院的建议[9]，无症状原发性甲状旁腺功能亢进症（primary hyperparathyroidism，PHPT）患者的手术适应证如下：

- 血清钙高于正常值上限的 1mg/dL（0.25mmol/L）
- 肌酐清除率低于 60mL/（min·1.73m²）
- 患者年龄小于 50 岁
- 脊柱、髋关节或桡骨的骨密度测量值减少 >2.5 个标准差，或存在椎骨骨折
- 24h 尿钙 >400mg/d（10mmol/d），通过结石生

化风险分析结石风险增加

- 存在肾结石或肾钙质沉积
- 患者要求手术,或患者不适合长期监测

这些标准已经得到美国内分泌外科医师协会的认可[9,10]。

原发性甲状旁腺功能亢进症的主要病因是单发甲状旁腺腺瘤(80%),这使得选择性甲状旁腺切除术成为可能。一旦诊断为原发性甲状旁腺功能亢进症,外科医生应获得甲状旁腺解剖定位的影像学检查资料。影像学检查的进步有助于确定甲状旁腺的位置,从而有助于选择性甲状旁腺手术的实施。原发性甲状旁腺功能亢进症的诊断和可靠定位是进行颈外入路甲状旁腺切除术的重要前提,例如经口腔前庭内镜下甲状旁腺切除术(TOEPVA)。

虽然我们将简要回顾各种影像学检查的特点,但我们目前的做法是,只有术前明确定位的单发性甲状旁腺功能亢进症患者才能接受经口腔前庭内镜下甲状旁腺切除术。换言之,影像学检查未能清晰定位单个甲状旁腺腺瘤是一个相对禁忌证。

甲状旁腺术前定位检查

超声检查

如果条件允许推荐外科医生使用高频(12~15Hz)线性探头进行超声检查。超声成像相对成本较低,可以获得动态图像。此外,它有助于了解甲状旁腺病变与相对于固定解剖标志物的位置信息。最后,外科医生可以对超声成像结果和甲状旁腺病变的实际位置做出即时反馈,这种反馈对于任何甲状旁腺外科医生都是至关重要的。肿大的甲状旁腺的最常见超声表现为边界清楚、椭圆形、低回声和实性结节。可以通过它们的相对深度来评估该腺体为上位或者下位,不过这并不确切。超声检查的灵敏度为27%~95%,主要取决于操作者的经验,而特异度大于90%。由于特异度较高,外科医生能够准确地预测病变甲状旁腺的位置,并评估通过颈外入路切除该腺体的难度[11]。同时,超声可以评估可能改变治疗方案的甲状腺伴随病变。伴随气管后或食道后甲状旁腺病变的患者并不是进行经口腔前庭内镜下甲状旁腺切除术的最佳对象,外科医生通常会在术中探查到这一病变,因为这些腺体在术前超声检查上更难识别。同样,过度肥胖或甲状腺伴有巨大结节也可以降低超声检查的准确性。

核素显像

Sestamibi(MIBI)扫描使用 ^{99}Tc 放射性同位素测量甲状旁腺和甲状腺中放射性示踪剂的线粒体摄取。然而,与甲状腺组织相比,甲状旁腺腺瘤有一个延迟洗脱期。先拍摄两组图像,一组在放射性示踪剂给药后15分钟,另一组在给药后2h拍摄。MIBI扫描阳性预测值为78%~100%[12]。然而,由于腺瘤中主细胞占多数或嗜酸性细胞中同位素快速洗脱,可能出现假阴性。另一个因素是甲状腺内腺瘤伴多发结节性甲状腺肿。单光子发射计算机断层扫描(SPECT)与MIBI扫描联合,有助于提高术前定位的准确率[13]。

MIBI扫描未显影并不能排除甲状旁腺功能亢进症,也不意味着没有手术指征。影像学检查结果并不能决定是否需要手术治疗。当外科医生怀疑他们是否有能力进行双侧颈部探查时，可根据需要，适当补充钙和维生素 D 进行试验性治疗或转诊治疗。在考虑颈外入路手术时尤其如此，如果没有得到充分的知情同意，就不应该对此类患者常规提供颈外入路的手术方法。

多相 CT 扫描 /4D-CT 扫描

多相 CT 与常规 CT 类似，有三期（预对比期、动脉期和静脉期）和第四期，即组织灌注随着时间推移的变化。将最后一个阶段与其他阶段相结合时，可以提供具有清晰解剖细节和甲状旁腺功能信息的图像。4D-CT 的灵敏度为 85%，有助于在超声及 MIBI 扫描未发现甲状旁腺时的术前定位诊断。此外，4D-CT 在定位 / 侧化腺体方面优于超声或 MIBI 扫描，在多腺体病变的诊断上更有优势[14,15]。

在我们机构，我们联合使用 MIBI 扫描和两期 CT（动脉期和静脉期）作为原发性甲状旁腺功能亢进症的术前定位手段，它们具有相当于 4D-CT 的诊断和定位的精确度，并且降低了患者接受的辐射量[16]。

磁共振成像已被常规应用于临床，其灵敏度为 43%~82%[17,18]。在 T_1 加权像上，功能亢进的甲状旁腺是等信号的，而在 T_2 加权像上，它们则呈现高信号。然而，患者的依从性和高成本使其不适合作为常规定位手段。近期有人提出了使用 4D-MRI，动态增强时的敏感性超过 80%[19,20]。

PET-CT

PET-CT 是正在欧洲兴起的新技术。它是一个功能性成像技术。有两项研究表明，^{18}F-脱氧葡萄糖 PET/CT 的敏感性高于 ^{99m}Tc-MIBI 扫描和 SPECT/CT 成像（94% 对 60%），而且空间分辨率也有所提高[21-23]。图像采集的时间也明显缩短（20 分钟与 120 分钟）。作者研究中认为 PET-CT 还有助于甲状旁腺腺瘤和增生的鉴别，但这种观点有待进一步验证。

有创的定位方法

在大部分甲状旁腺疾病中很少需要应用到有创性的定位检查方法。但可能对于再次手术有重要价值。当然，如果这些辅助定位手术是必需的，那么患者可能不适合颈外入路甲状旁腺手术。超声引导下细针穿刺活检（FNA）结合洗脱液检测 PTH 可用于定位病变腺体有疑问的情况，尤其是再次手术时。一般来说，FNA 结果不会提示甲状旁腺组织，但洗脱液 PTH 水平将明显高于基础血清水平，这表明超声检查发现的病变可能就是甲状旁腺。穿刺活检可能导致出血和组织粘连，这可能增加手术切除病变腺体的难度。此外，还有报道甲状旁腺癌细胞种植的情况[24,25]。因此，在接受初次手术的患者中，通常尽量避免细针穿刺检查。

其他有创性检查方法，如选择性静脉采血检查 PTH，据报道其灵敏度为 87%~95%，然而，这种定位方式需要一位精通该专业知识和技术的介入放射科医生，且对异位甲状旁腺腺瘤的诊断价值有限，所以我们在临床实践中较少应用。

选择性甲状腺下动脉造影是另一种值得一提但是少用的有创性检查方式，功能亢进的甲状旁腺组织 / 甲状旁腺腺瘤通常表现为高血管性。然而，如果出现插管错误，导致栓塞和卒中的风险很大,因此这一技术并未广泛使用。

我们的标准做法是联合两种无创性术前定位方法。外科医生在诊所行了初步超声检查后,我们首选 MIBI 扫描结合双相 CT。如果两种影像学检查结果一致,则定位准确性的阳性预测值高达 99%,一些学者对术中辅助技术如术中 PTH 检测的价值提出了质疑[26]。因为多腺体病变更容易出现,如果影像学检查不一致,患者通常不适合行颈外入路甲状旁腺切除术[27]。这些患者需要双侧颈部四枚腺体探查,因此不符合经口腔前庭入路内镜下甲状旁腺切除术的适应证。

禁忌证

选择性 / 微创甲状旁腺切除术的基本原则也适用于经口腔前庭入路内镜下甲状旁腺切除术。因此,选择性甲状旁腺切除术的任何禁忌证都适用于经口腔前庭入路内镜下甲状旁腺切除术。它们是:

- 继发性和三发性甲状旁腺功能亢进
- 既往颈部中央区手术史
- 复发性原发性甲状旁腺功能亢进症
- 可疑多腺体病变
- 既往颈部放疗史
- 术前定位不明确
- 多发内分泌腺瘤综合征家族史
- 可疑甲状旁腺癌
- 已知对侧喉返神经损伤
- 慢性肾功能衰竭

尽管如此,随着设备和手术技术的进步,我们可以为甲状旁腺多腺体病变患者采用选择性甲状旁腺切除术。此外,在我们的临床实践中,外科医生指导的超声定位是选择性甲状旁腺切除

除术的必要条件。

手术步骤与术中辅助设备的作用

Anuwong 首先描述了经口腔前庭入路内镜下甲状旁腺切除术的步骤[28]。我们采用了一种与经口腔前庭入路甲状腺切除术的入路和显露方法均相似的改良技术。

患者仰卧位,并使用神经监测专用气管插管进行全麻插管。患者旋转离开麻醉控制台后,在保持患者与手术体位相同的情况下完成术中超声检查。此时,应注意甲状旁腺腺瘤与固定的颈部解剖标志如气管、颈动脉和甲状腺下缘的关系(不太固定但更重要)。此外,确定目标病变的相对深度是一个关键的信息,特别是判断腺体是否可能是上甲状旁腺或下甲状旁腺时。在牙龈系带正前方的下唇中线前缘作一个 1.5cm 的切口,然后在双侧口腔联合正前方的黏膜作 5mm 的切口。切口用约 10mL 的 1% 利多卡因和 1:100 000 肾上腺素局部浸润,可以在下颌骨上形成小的水分离面,并有利于局部麻醉 / 止血。在用手术刀切开黏膜后,用止血钳钝性分离下颌下缘,穿过切口中线,然后用长止血钳进入颈部。然后使用钝性游离棒在中线直达颏下和枕下平面。内镜置入穿刺腔内,应用 5~7mmHg 的压力进行充气。

经内镜引导在胸骨水平和胸锁乳突肌侧方建腔,这样有利于后续发现病变甲状旁腺的脂肪囊。先识别并切开颈白线。牵拉同侧胸骨舌骨肌及和胸骨甲状肌,此时甲状旁腺位于包膜平面内,易于辨认。我们的经验是,内镜的光学增强作用有时可能使甲状腺结节看起来像甲状

旁腺。因此,术中超声检查再次发挥重要作用,因为它可以为外科医生提供一个真实的信息,即目标病变的深度,腺体是否与甲状腺相邻,或者是否有一个将甲状腺与甲状旁腺分开的纤维脂肪组织平面。在非常罕见的情况下,显露上甲状旁腺可能需要将游离甲状腺上极,但如果非必须的话我们尽量避免这样做。虽然囊内解剖甲状腺上极通常可以保护喉上神经的外支,但在大多数情况下,我们选择不切除甲状腺上极来避免这种风险。大部分甲状旁腺的游离是通过腔镜下钝性解剖分离完成的。作者认为,同时使用两个钝性游离棒是游离甲状旁腺的最有效的方法,从腺瘤表面的中线两侧开始,然后在腺瘤下方游离直到它们相遇。我们夹着甲状旁腺的感觉和使用筷子的感觉相似,永远不要施加太大的压力。我们可以在手术中和术后使用神经刺激探针刺激喉返神经来检测它的生理功能和完整性。

切除的甲状旁腺标本装进标本袋通过中间的切口取出。止血,伤口冲洗。带状肌无须缝合,创面内可使用纤维蛋白胶覆盖。口腔前庭切口用可吸收缝线缝合。拔除气管插管后颈部和下巴加压包扎。电子纤维喉镜检查是确认声带功能的重要手段,尤其在这种新颖的手术方法中,确认手术后喉返神经的功能是非常重要的(图13-1~图13-4)。

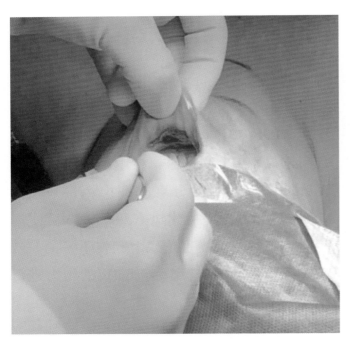

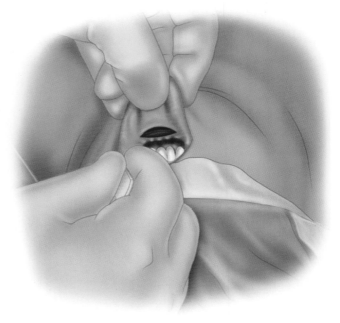

图 13-1 在口腔前庭中央做 15mm 长的切口

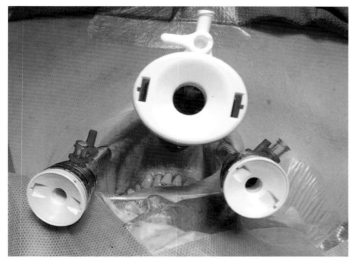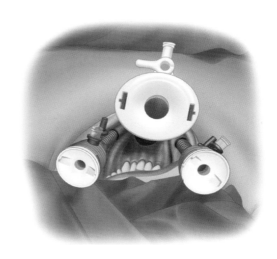

图 13-2　三个穿刺器的位置

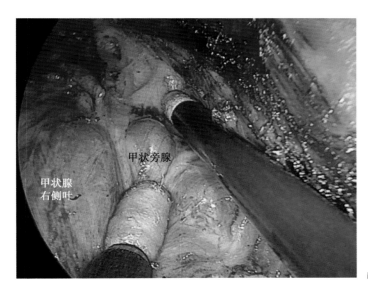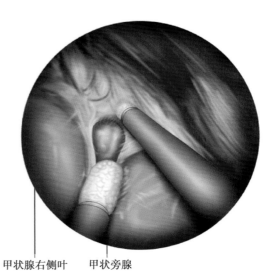

甲状腺右侧叶　　甲状旁腺

图 13-3　游离右侧甲状旁腺

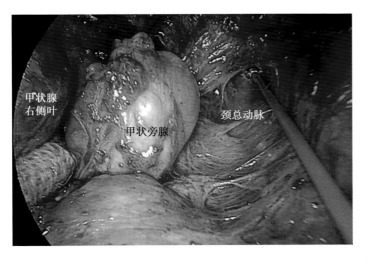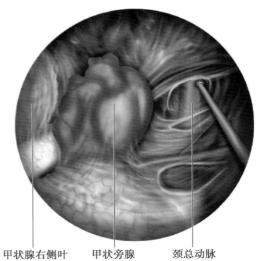

甲状腺右侧叶　　甲状旁腺　　颈总动脉

图 13-4　显露右下甲状旁腺

术中辅助设备

术中辅助设备是确保选择性/微创甲状旁腺切除术成功的重要工具。术中 PTH 检测、切除的甲状旁腺冰冻切片或洗脱液检测 PTH 是常见的辅助手段，以证实切除的病变是甲状旁腺和是否在生化水平上治愈了甲状旁腺功能亢进。

术中 PTH 检测是一种非常有价值的辅助手段，有助于预测微创甲状旁腺切除术的成功率[10]。当肾功能正常时，PTH 的半衰期在 1.5 分钟至 20 分钟之间。术前或切皮前检测 PTH 水平作为手术当天的基线，切除目标甲状旁腺后第 0、5、10 和 20 分钟分别从外周血管或动脉采集血样，然后在切除后 30 分钟以上再采集一个血样。通常采用的标准是迈阿密标准，即比切皮前水平下降 50% 以上。如果符合这个标准，那么预测治愈率为 94%[29-31]。将术中 PTH 下降大于 50% 与 PTH 水平趋于正常范围相结合的双重标准，可预测病例的治愈率高达 97%。

给患者提供一个合理的期望值是至关重要的。在这篇文章中，经口腔前庭入路内镜下甲状旁腺切除术被认为是一种选择性切除的手术方式。大范围的解剖有可能引起组织粘连，对将来可能的再次手术有影响。因此，我们的做法是在术前影像学检查结果一致后，术中仅探查同侧颈部中央区来避免引起额外的组织粘连。患者在选择经口腔前庭入路内镜下甲状旁腺切除术之前，必须意识到并同意理论上存在首次探查手术失败的可能。

迄今为止，经口腔前庭入路内镜下甲状旁腺切除术的经验积累有限。除了一个国际上报道的暂时性喉返神经麻痹的病例[28]。迄今尚未报告其他并发症。在最近的一个系列研究中，只有一个患者因术前定位不足，而未能通过经口腔前庭入路内镜下甲状旁腺切除术实现生化治愈[32]。

结论

经口腔前庭入路内镜下甲状旁腺切除术属于选择性甲状旁腺切除术的范围内，具有颈部无瘢痕的优点。

（韩彬　译）

参考文献

1. Tibblin S, Bondeson AG, Ljungberg O. Unilateral parathyroidectomy in hyperparathyroidism due to single adenoma. Ann Surg. 1982;195(3):245–52.
2. Udelsman R. Six hundred fifty-six consecutive explorations for primary hyperparathyroidism. Ann Surg. 2002;235(5):665–70.
3. Udelsman R, Lin Z, Donovan P. The superiority of minimally invasive parathyroidectomy based on 1650 consecutive patients with primary hyperparathyroidism. Ann Surg. 2011;253(3):585–91.
4. Arora A, Swords C, Garas G, Chaidas K, Prichard A, Budge J, et al. The perception of scar cosmesis following thyroid and parathyroid surgery: a prospective cohort study. Int J Surg. 2016;25:38–43.
5. Toll EC, Loizou P, Davis CR, Porter GC, Pothier DD. Scars and satisfaction: do smaller scars improve patient-reported outcome? Eur Arch Otorhinolaryngol. 2012;269(1):309–13.
6. Linos D, Economopoulos KP, Kiriakopoulos A, Linos E, Petralias A. Scar perceptions after thyroid and parathyroid surgery: comparison of minimal and conventional approaches. Surgery. 2013;153(3):400–7.
7. Juarez MC, Ishii L, Nellis JC, Bater K, Huynh PP, Fung N, et al. Objectively measuring social attention of thyroid neck scars and transoral surgery using eye tracking. Laryngoscope. 2019; https://doi.org/10.1002/lary.27933.
8. Russell JO, Anuwong A, Dionigi G, Inabnet WB 3rd, Kim HY, Randolph G, et al. Transoral endoscopic thyroidectomy vestibular approach: a preliminary framework for assessment and safety. Thyroid. 2018;28(7):825–9.
9. Bilezikian JP, Brandi ML, Eastell R, Silverberg SJ, Udelsman R, Marcocci C, et al. Guidelines for the management of asymptomatic primary hyperparathyroidism: summary statement from the fourth international workshop. J Clin Endocrinol Metab. 2014;99(10):3561–9.
10. Wilhelm SM, Wang TS, Ruan DT, Lee JA, Asa SL, Duh QY, et al. The American Association of Endocrine Surgeons guidelines for definitive management of primary hyperparathyroidism. JAMA Surg. 2016;151(10):959–68.
11. Haber RS, Kim CK, Inabnet WB. Ultrasonography for preoperative localization of enlarged parathyroid glands in primary hyperparathyroidism: comparison with 99mtechnetium sestamibi scintigra-

phy. Clin Endocrinol. 2002;57(2):241–9.

12. Ruda JM, Hollenbeak CS, Stack BC Jr. A systematic review of the diagnosis and treatment of primary hyperparathyroidism from 1995 to 2003. Otolaryngol Head Neck Surg. 2005;132(3):359–72.

13. Lavely WC, Goetze S, Friedman KP, Leal JP, Zhang Z, Garret-Mayer E, et al. Comparison of SPECT/CT, SPECT, and planar imaging with single-and dual-phase 99mTc-sestamibi parathyroid scintigraphy. J Nucl Med. 2007;48(7):1084–9.

14. Starker LF, Mahajan A, Björklund P, Sze G, Udelsman R, Carling T. 4D parathyroid CT as the initial localization study for patients with de novo primary hyperparathyroidism. Ann Surg Oncol. 2011;18(6):1723–8.

15. Rodgers SE, Hunter GJ, Hamberg LM, Schellingerhout D, Doherty DB, Ayers GD, et al. Improved preoperative planning for directed parathyroidectomy with 4-dimensional computed tomography. Surgery. 2006;140(6):932–41.

16. Noureldine SI, Aygun N, Walden MJ, Hassoon A, Gujar SK, Tufano RP. Multiphase computed tomography for localization of parathyroid disease in patients with primary hyperparathyroidism: how many phases do we really need? Surgery. 2014;156(6):13006–7.

17. Lopez Hänninen E, Vogl TJ, Steinmüller T, Ricke J, Neuhaus P, Felix R. Preoperative contrast-enhanced MRI of the parathyroid glands in hyperparathyroidism. Investig Radiol. 2000;35(7):426–30.

18. Wakamatsu H, Noguchi S, Yamashita H, Tamura S, Jinnouchi S, Nagamachi S, et al. Parathyroid scintigraphy with 99mTc-MIBI and 123I subtraction: a comparison with magnetic resonance imaging and ultrasonography. Nucl Med Comm. 2003;24(7):755–62.

19. Ozturk M, Polat AV, Celenk C, Elmali M, Kir S, Polat C. The diagnostic value of 4D MRI at 3T for the localization of parathyroid adenomas. Eur J Radiol. 2019;112:207–13.

20. Merchavy S, Luckman J, Guindy M, Segev Y, Khafif A. 4D MRI for the localization of parathyroid adenoma: a novel method in evolution. Otolaryngol Head Neck Surg. 2016;154(3):446–8.

21. Lezaic L, Rep S, Sever MJ, Kocjan T, Hocevar M, Fettich J. 18F-Fluorocholine PET/CT for localization of hyperfunctioning parathyroid tissue in primary hyperparathyroidism: a pilot study. Eur J Nucl Med Mol Imaging. 2014;41(11):2083–9.

22. Michaud L, Burgess A, Huchet V, Lefèvre M, Tassart M, Ohnona J, et al. Is 18F-fluorocholine-positron emission tomography/computerized tomography a new imaging tool for detecting hyperfunctioning parathyroid glands in primary or secondary hyperparathyroidism? J Clin Endocrinol Metab. 2014;99(12):4531–6.

23. Beheshti M, Hehenwarter L, Paymani Z, Rendl G, Imamovic L, Rettenbacher R, et al. 18 F-Fluorocholine PET/CT in the assessment of primary hyperparathyroidism compared with 99m Tc-MIBI or 99m Tc-tetrofosmin SPECT/CT: a prospective dual-centre study in 100 patients. Eur J Nucl Med Mol Imaging. 2018;45(10):1762–71.

24. Spinelli C, Bonadio A, Berti P, Materazzi G, Miccoli P. Cutaneous spreading of parathyroid carcinoma after fine needle aspiration cytology. J Endocrinol Investig. 2000;23(4):255–7.

25. Agarwal G, Dhingra S, Mishra SK, Krishnani N. Implantation of parathyroid carcinoma along fine needle aspiration track. Langenbeck's Arch Surg. 2006;391(6):623–6.

26. Gawande AA, Monchik JM, Abbruzzese TA, Iannuccilli JD, Ibrahim SI, Moore FD Jr. Reassessment of parathyroid hormone monitoring during parathyroidectomy for primary hyperparathyroidism after 2 preoperative localization studies. Arch Surg. 2006;141(4):381–4.

27. Caló PG, Pisano G, Loi G, Medas F, Tatti A, Piras S, et al. Surgery for primary hyperparathyroidism in patients with preoperatively negative sestamibi scan and discordant imaging studies: the usefulness of intraoperative parathyroid hormone monitoring. Clin Med Insights Endocrinol Diabetes. 2013;6:63–7.

28. Sasanakietkul T, Jitpratoom P, Anuwong A. Transoral endoscopic parathyroidectomy vestibular approach: a novel scarless parathyroid surgery. Surg Endosc. 2017;31(9):3755–63.

29. Chiu B, Sturgeon C, Angelos P. Which intraoperative parathyroid hormone assay criterion best predicts operative success?: a study of 352 consecutive patients. Arch Surg. 2006;141(5):483–8.

30. Chen H, Pruhs Z, Starling JR, Mack E. Intraoperative parathyroid hormone testing improves cure rates in patients undergoing minimally invasive parathyroidectomy. Surgery. 2005;138(4):583–90.

31. Irvin GL 3rd, Solorzano CC, Carneiro DM. Quick intraoperative parathyroid hormone assay: surgical adjunct to allow limited parathyroidectomy, improve success rate, and predict outcome. World J Surg. 2004;28(12):1287–92.

32. Hurtado-López LM, Gutiérrez-Román SH, Basurto-Kuba E, Luna-Ortiz K. Endoscopic transoral parathyroidectomy: initial experience. Head Neck. 2019; https://doi.org/10.1002/hed.25828.

专家述评

治疗 PHPT 的传统经典手术方式是双侧颈部探查术,术中探查所有甲状旁腺,然后切除病变的甲状旁腺,但是创伤相对较大。由于 85% 以上的 PHPT 系由单个甲状旁腺腺瘤引起,术前定位明确的患者适合接受以精准定位为导向的单发病变甲状旁腺切除,成为目前治疗 PHPT 的首选手术方式。

自 Gagner 首次经腔镜行甲状旁腺切除术以来,腔镜技术逐渐被运用于甲状旁腺手术中,并逐渐发展出多种手术径路和操作方法。经口入路腔镜甲状旁腺切除术是近年来兴起的手术方式,其特点是切口隐藏在身体的隐蔽部分,美容效果好,并发症少,并且取得了与开放手术相同的效果。与其他径路腔镜甲状旁腺手术相比,经口入路腔镜甲状旁腺手术更具有优势。首先,经口入路仅通过 3 个口腔黏膜切口就可完成甲状旁腺切除,患者术后体表完全无瘢痕,有更好的美容效果。其次,经口入路所需解剖路径较胸乳入路更短,不会造成大面积的皮瓣分离。更重要的是,经口入路腔镜技术操作视角自上而下,不存在胸骨后及锁骨后的操作盲区,可以充分显露并切除胸腺甲状旁腺复合体或异位甲状旁腺,获得更彻底的手术效果。

腔镜手术中术者无法直接触摸腺体,难以

发现埋入甲状腺或胸腺内的甲状旁腺,因此术前甲状旁腺的定位关系着腔镜甲状旁腺手术成败。我们推荐联合应用高频彩超和同位素 $^{99m}Tc\text{-}MIBI$ 进行术前 PHPT 的定位,必要时还可以使用彩超术中探查甲状旁腺。术中 iPTH 测定有助于确定是否切除了所有目标病灶,可以避免不必要的颈部探查带来的组织损伤。

与经口腔镜甲状腺手术相似,下唇或颏下皮肤感觉异常是经口腔镜甲状旁腺切除术后患者常见的主诉,这可能与在下颌骨表面分离皮瓣操作时切断颏神经分支有关,患者症状多于术后 3~12 月内逐渐自行缓解。目前国际上报道该术式较少出现术后出血、神经损伤、术区感染等并发症,但在今后开展手术过程中仍不可忽视,应按照相关经验及共识积极预防处理。为了最大程度减少并发症的出现,我们也在不断改进经口腔镜手术方法和流程,例如我们正在尝试免充气经口腔镜手术,通过内部支撑和外部悬吊维持手术操作空间,这样可以避免 CO_2 气体栓塞的发生。

总之,经口入路腔镜甲状旁腺切除术是一种安全有效的手术方式,对于有颈部美容需求的患者,可作为手术治疗 PHPT 的优先选择。

（厦门大学附属中山医院　吴国洋）

索　引